新生儿与产妇护理答疑

编　著　陈艳妮（西安市儿童医院）

参编者　赵玉娟（西安市儿童医院）

　　　　张　冉（西安市妇幼保健院）

　　　　段　宁（西安市儿童医院）

U0301365

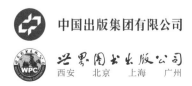

中国出版集团有限公司

世界图书出版公司

西安　北京　上海　广州

图书在版编目（CIP）数据

新生儿与产妇护理答疑 / 陈艳妮编著 .—西安：世界图书出版西安有限公司，2023.6

ISBN 978-7-5232-0254-8

Ⅰ . ①新… Ⅱ . ①陈… Ⅲ . ①新生儿—保健—问题解答 ②围产期—保健—问题解答 Ⅳ . ① R174-44 ② R715.3-44

中国国家版本馆 CIP 数据核字（2023）第 063608 号

书　　名	新生儿与产妇护理答疑 XINSHENGER YU CHANFU HULI DAYI	
编　　著	陈艳妮	
绘　　图	马雨田	
策划编辑	马元怡	
责任编辑	王少宁　　马元怡	
装帧设计	新纪元文化传播	
出版发行	世界图书出版西安有限公司	
地　　址	西安市雁塔区曲江新区汇新路 355 号	
邮　　编	710061	
电　　话	029-87214941　029-87233647（市场营销部） 029-87234767（总编室）	
网　　址	http://www.wpcxa.com	
邮　　箱	xast@wpcxa.com	
经　　销	新华书店	
印　　刷	西安金鼎包装设计制作印务有限公司	
开　　本	889mm×1194mm　　1/24	
印　　张	3.75	
字　　数	70 千字	
版次印次	2023 年 6 月第 1 版　2023 年 6 月第 1 次印刷	
国际书号	ISBN 978-7-5232-0254-8	
定　　价	36.00 元	

医学投稿　xastyx@163.com　‖　029-87279745　029-87279675

☆如有印装错误，请寄回本公司更换☆

序

preface

　　新生儿和产妇时期于母婴而言是非常重要的特殊阶段，无论是体能、免疫状态，还是其他生理因素，在这一时期都有其特殊性。科学地护理新生儿和产妇，不仅可以帮助新生儿健康成长，还有利于产妇月子期间的身心健康，这些对幸福家庭氛围的营造也非常重要。

　　本书针对新生儿和产妇护理常见问题，以简明的问答形式，对新生儿和产妇护理中的各种科学方法进行了梳理和阐述，以满足相关家庭的日常护理需要。

陈艳妮

目 录

Contents

新生儿常见问题及相应护理措施

三、新生儿喂养注意事项

七、新生儿异常情况的观察和护理

产妇常见问题及相关护理措施

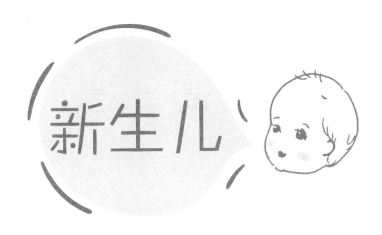

新生儿

常见问题及相应护理措施

一 新生儿胎龄和体重分类

1. 何为新生儿？

指出生后脐带结扎开始到整 28 天前这段时间的婴儿。

2. 什么是足月儿？

指出生时胎龄 ≥ 37 周且 < 42 周的婴儿。

3. 什么是早产儿？

指出生时胎龄 < 37 周的婴儿。

4. 什么是过期产儿？

指出生时胎龄 ≥ 42 周的婴儿。

5. 何为正常出生体重儿？

指出生时体重为 2.5~4.0 千克的婴儿。

6. 何为低出生体重儿?

指出生时体重＜2.5千克的婴儿,其中体重＜1.5千克的称为极低体重儿,体重＜1.0千克的称为超低体重儿。

7. 何为巨大儿?

指出生时体重＞4.0千克的婴儿,见于正常和有疾病的新生儿。

二 新生儿常见问题和处理措施

8. 何为生理性体重下降?

婴儿刚出生的几天由于吃奶少,要排出胎便及小便,生理性呼吸较快,加之经肺及皮肤蒸发的水分,出生后第2~3天会出现体重下降(低于出生时的体重)的情况,一般下降6%~9%,第7~10天体重可恢复至出生时的体重,这属于正常的生理现象,家长不必忧虑。

9. 何为生理性黄疸?

指足月新生儿出生后第2~3天出现的黄疸,大多数婴儿会出现面部、躯干部皮肤黄染的症状。此类黄疸一般没有其他异常,属于新生儿生理性黄疸。黄疸轻重程度不等，一般在出生后第 4~6 天时最为严重，第 7~10 天会自行减少消失，最迟第 10~14 天就会消失，足月儿一般不需要特殊治疗。若出现黄疸的同时有精神不好、贫血、发热等症状，或者皮肤黄染已达四肢时，则需要就医治疗。

1o. 何为病理性黄疸？

病理性黄疸具有以下特点：

（1）黄疸出现过早，常在婴儿出生后 24 小时内出现；

（2）黄疸程度过重，血清胆红素达到相应日龄及相应危险因素下的光疗干预标准；

（3）黄疸进展过快，血清胆红素每日上升 $> 85 \mu mol/L$；

（4）黄疸持续时间久，足月儿 >2 周，早产儿 >4 周；

（5）黄疸退而复现，血清结合胆红素 $> 34 \mu mol/L$。

凡符合以上特点之一者，即可诊断为病理性黄疸。

11. 何为母乳性黄疸？

单纯母乳喂养或以母乳喂养为主的新生儿，在刚出生的最初几天可能会有母乳摄入不足的情况，表现为胎粪排出延迟，排大便量少，就会使得婴儿胆红素肠肝循环增加，导致婴儿胆红素升高甚至达到需要干预的程度，由此便出现母乳性黄疸。母乳性黄疸一般出现于出生 1 周后，第 2 周左右达到高峰，然后逐渐下降，第 4~12 周时会自行消退。

如果新生儿生长发育较好，并且排除了其他非生理性黄疸的原因，应持续母乳喂养，不应中断。

如果新生儿精神状况好，体重增长符合正常速度，尿、粪便的颜色和量均正常，胆红素水平低于光疗界值，母乳相关性黄疸婴儿就不需要进行治疗。当胆红素水平达到光疗指征时，需要进行光疗。在婴儿光疗间歇期也可进行母乳喂养，在治疗期间也可以进行正常的预防接种。

12. 新生儿出生后多久排尿？

大多数新生儿出生不久就会排尿，若 48 小时内未排尿，需就医问诊。

13. 新生儿出生后多久排胎便？

新生儿一般出生 24 小时内排墨绿色大便，即胎便。若出生后正常吃奶排便，一般 2~4 天胎便就会渐转为黄色大便。若出生后 24 小时内未排胎便，需要找医生检查是否有肠闭锁、巨结肠、肛门闭锁等消化道畸形情况。

14. 何为螳螂嘴？

新生儿口腔两侧颊部各有一个隆起的脂肪垫，被俗称为"螳螂嘴"。脂肪垫有利于婴儿吸吮乳汁，不需要特殊处理，家长切勿将其挑破以防感染。当宝宝饮食结构逐渐改变，吃固体食物越来越多时，两块脂肪会逐渐自行消失。

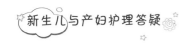

15. 何为马牙？

上皮珠俗称"马牙"，系牙龈、硬腭中线上由上皮细胞或黏液包裹的黄白色小颗粒。在婴儿出生数周后会自动消退，切勿挑破以防感染。马牙是无生命的东西，可慢慢消失，婴儿不会有任何不舒服的感觉。

16. 新生儿为什么会乳腺肿大？

由于受母体内雌性激素、孕激素、催乳素和催产素的影响，部分新生儿（无论男女）会出现乳房肿大甚至分泌乳汁的现象。这属于正常的生理现象，不必害怕，一般过 1~2 周这种现象就会逐渐消失。个别新生儿也有延迟到 2~3 个月的，但最终会自行消失。

17. 新生儿需要挤乳头吗？

在新生儿出生后，千万不要挤乳头，如果强烈挤压乳头，可能导致继发性感染，严重时还会导致蜂窝织炎，或引发脓肿等。如果发现新生儿乳头旁边局部有皮肤红肿现象，应考虑乳腺感染，需要及时就医。

18. 有些女性新生儿为什么会有阴道出血现象？

有些女性新生儿在出生后第 5~7 天时，会出现大阴唇轻度肿大现象，或阴道流出少量黏液及血性分泌物，我们一般将其称之为"新生儿假月经"。

这是母体内雌性激素在孕期经胎盘进入胎儿体内，在婴儿出生后突然中断所致，是新生儿早期的生理现象，出现两三天后会自行消失，家长不必恐慌，也不必做任何特殊处理。但如果同时发现有其他异常或其他部位出血、阴道出血量过多时，则应及时就医。

 ## 19. 何为新生儿红斑？

新生儿常在出生后第 1~2 天皮肤会出现散在的，大小不等、边缘不清晰的充血性斑丘疹，一般红斑在出现后的第 1~2 天会迅速消失，婴儿无不适感，家长不需要做特殊处理。

 ## 20. 何为粟粒疹？

新生儿在鼻尖、鼻翼、面颊、颜面等处，常可见到因皮脂腺堆积形成针头样黄白色的丘疹，即粟粒疹。粟粒疹在蜕皮后会自然消失，家长不需要做特殊处理。

21. 何为青记？

一些新生儿背部、臀部常有大片形状不规则的蓝绿色色斑，这是特殊色素细胞沉着所致，俗称"青记""胎记"，或"胎生青痣"，一般会随着年龄的增长而减退，不需要做特殊处理。

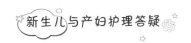

22. 何为橙红斑？

橙红斑是指分布于新生儿前额和眼睑上的微血管痣，在婴儿出生后的数月内可自行消失。

23. 新生儿脱发正常吗？

有些新生儿在刚出生的时候头发既浓密又黑，而过些日子会局部脱发，这不是病态，属于正常现象，俗称"奶秃"。对于这种现象，家长不必做特殊护理，随着孩子逐渐长大，头发也会越长越好。

24. 什么是产瘤？

产瘤是指胎儿在自然分娩过程中，头部因受到产道挤压，头皮下水肿引起头部变形，可见到头顶部隆起，质地软，有指压凹陷痕。出生 2~3 天肿块就会被吸收，一般不超过 1~2 周，无需特殊处理。在日常护理中要观察肿块大小变化，避免用力摩擦和受压，如果发现肿块变大，可能是与头颅血肿同时存在，应及时就医。

25. 为什么新生儿会"斗鸡眼"？

"斗鸡眼"是内斜视的俗称。有些新生儿看上去有点"斗鸡眼"，一是新生儿眼部肌肉发育尚不完善，双眼协调运动不稳定所造成的，一般属于生理现象；二是假性内斜视，由于宝宝脸型小、鼻梁宽等特点，外观看似内斜视。日常照护可通过改变宝宝体位，进行眼球运动锻炼来改善，避免近距离固定看东西或斜着看东西。新生儿3个月龄时眼部肌肉逐步发育稳定，如果仍然内斜视，应及时去医院做专科检查，听取专科医生处理建议。

26. 新生儿四肢抖动正常吗？

新生儿大脑发育不完善，对下级中枢的抑制能力较弱。中枢神经系统发育不成熟会引发婴儿出现不自主和不协调的动作，如在睡眠状态时会因突然抖动而惊醒。家长们对此不必担心，这属于正常现象，不是病态，会随着宝宝月龄的增长而消失。

27. 婴儿为何易受惊吓？

新生儿在睡眠状态时，若出现大的声响，他们常常会双臂和双腿同时向上收缩，或肢体快速抖动，出现受惊现象，有时甚至会大声啼哭，这属于正常现象。

婴儿大脑发育尚不成熟，神经髓鞘形成不全，当外界刺激作用于末梢神经而传入大脑时，因无髓鞘的隔离，兴奋可波及邻近神经纤维，在大脑皮质内不能形成一个明确的兴奋灶；同时无髓鞘神经传导比较慢，因而小儿对外界刺激反应比较慢，而且易于泛化，所以就表现为容易受惊吓、爱啼哭。

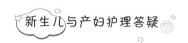

28. 打喷嚏是不是感冒了？

新生儿刚出生时鼻腔黏膜比较敏感，对外界环境有一个适应过程，如果吸入了冷空气或者受到空气中某些成分的影响或刺激，就容易打喷嚏。如果新生儿精神状态比较好，没有明显的鼻塞、流涕、发热等症状，就不一定是感冒了。

29. 什么是"攒肚"？

新生儿出生后一般排便正常，而"攒肚"是新生儿满月前后出现大便规律改变，排便次数减少、但大便松软且排便不费力的一种现象。攒肚是新生儿消化系统消化吸收功能逐步完善的一个表现，这是因为母乳大部分被吸收，食物残渣残留少不足以刺激肠道排便，便会出现此种情况。如果新生儿喂养奶量正常、生长发育没受到影响，睡眠和精神状态良好，也没有腹胀、恶心呕吐等情况时，家长大可不必为此焦虑。在日常护理中，可顺时针按摩婴儿腹部以促进肠蠕动。

三　新生儿喂养注意事项

30. 如何识别新生儿饥饿信号？

当新生儿刚饥饿时，会出现觅食反射、吸吮动作，或双手舞动；如果没有得到及时哺乳，接下来婴儿会有把手放入嘴里吸吮、做鬼脸、烦躁等表现；如果还没有得到哺乳，婴儿就会大声啼哭，这也是饥饿感强的"最后通牒"。及时在婴儿饥饿早期就给予哺乳（图1），是婴儿早期建立良好进食习惯的关键，照护者应该留意观察婴儿饥饿的早期信号，避免其哭闹后再喂哺。如果在婴儿饥饿感强且已经啼哭时再喂哺会比较困难，尤其是母乳喂养的婴儿，啼哭会影响其含吸母亲的乳头，所以应留心观察婴儿表现，及时喂哺。

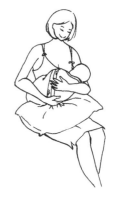

图 1　按需哺乳

31. 出生后何时开始喂母乳？

新生儿出生后的 10~30 分钟其吸吮反射能力最强，因此母乳应在出生后 30 分钟内进行。在婴儿出生后立即母婴肌肤接触（皮肤对皮肤），可以促进乳母乳汁分泌，有利于母乳喂养。

初乳含有丰富的抗体，应该及时让婴儿吮吸到母亲的初乳。产后第一个 24 小时内，应让新生儿勤吸吮母乳，次数最好不少于 12 次；24 小时后，新生儿哺乳的间隔时间不宜超过 3 小时，应按需哺乳。

32. 母乳喂养的优点有哪些？

（1）母乳是婴儿最理想的食物和饮料，含有最适合婴儿生长发育的各种营养元素，并且奶质和奶量会随着孩子的生长发育不断变化，以适应生长需要。母乳营养均衡、配比最佳，这是其他食品不具有或不完全具有的优点，母乳最适合婴儿胃肠功能的消化和吸收，一般而言能满足婴儿生后前 4~6 个月身体生长所需。

（2）母乳中含所有类型球蛋白，尤其初乳中含量最多，特别是分泌型 IgA。分泌型 IgA 有抗感染、抗过敏作用，含有丰富的免疫球蛋白、乳铁蛋白、溶菌酶、低聚糖、免疫活性细胞和其他免疫活性物质，可增强新生儿抗感染能力。母乳喂养的婴儿 1 岁内患呼吸道、消化道及全身感染的发生率远远低于人工喂养婴儿的，并且母乳喂养很少引起过敏。

（3）母乳喂养有利于增进母婴感情。母亲在哺乳过程中，通过触摸、爱抚、微笑和言语，与婴儿进行感情交流，这种逐渐形成的母婴依恋关系对婴儿早期智力开发和今后身心健康发展有重要作用。

（4）母乳喂养有利于密切观察新生儿的变化，有时可利于及早发现婴儿某些疾病。

（5）产妇在产后哺乳可刺激母体子宫收缩，有利于身体早日恢复；哺乳期可推迟月经复潮，有利于计划生育；母乳喂养可减少乳母患卵巢癌、乳腺癌的概率。

（6）母乳新鲜、无致病菌污染，温度和泌乳速度适宜，婴儿饮食安全且无任何副作用，具有其他任何食品都无可比拟的优点。母乳喂养方便快捷，省时省力，十分经济，名副其实的随吃随有，是为人母与生俱来为婴儿提供的"安全粮仓"，是"金子"般的食品，也是食品中的"金子"，很适合婴儿少食多餐的需要。

33. 如何做好母乳的家庭贮存？

乳母最好是直接以乳房喂养，如果不能直接乳房喂养时，可泵出乳汁用奶瓶喂养，但不建议频繁泵乳。泵出的乳汁可短期（＜72 小时）贮存于冰箱冷藏室（≤4℃）；富余的乳汁可长期（＜3 个月）贮存于冰箱冷冻室（＜-18℃），且冷冻室只存放母乳，不能同时存放其他食品或物品。需要食用时，取出后快速温热至 38℃~39℃，不建议重复加热或重复冰冻。新鲜母乳不能在 37℃以上温度条件下保存。

34. 贮存冷冻的母乳应怎样加热使用？

先将冷冻的母乳拿出放在冷藏室解冻（时间不宜超过 24 小时），待解冻后，可以放在专门的温奶器或直接放入温开水中温热至 38℃~39℃，水温不宜过高。也不宜使用微波炉和电磁炉等直接加热，以免引起蛋白质变性，减低母乳中的活性成分，或造成营养物质丢失。母乳解冻加温后最好立即食用，温热后存放不宜超过 1 小时，并且最好一次性食用，忌重复冷冻或反复加热。

35. 什么是纯母乳喂养？

纯母乳喂养是指只给婴儿喂母乳，而不添加其他任何液体和固体食物，甚至不给水，可以服用维生素或矿物质补充剂等。纯母乳喂养适合于 0~4 个月的婴儿。

36. 如何进行部分母乳喂养？

（1）补授法：如果母乳不足采取部分母乳喂养时，母乳喂养次数不变，每次先喂母乳，将两侧乳房吸空，然后再补充其他乳制品。

（2）代授法：如果无法正常母乳喂养时，可每日用其他乳品数次喂养，代替母乳喂养。

37. 如何进行人工喂养？

足月儿用足月儿配方乳；34 周以下早产儿采用早产儿配方乳；34 周及以上早产儿可先选用足月儿配方乳，如果乳糖不耐受（参见第 40 问），也可以应用早产儿配方乳。出生体重 2.5kg（千克）以上者，第一天总喂奶量可按 50ml/kg 计，首次 10ml~20ml，每 2~3 小时 1 次，每次喂奶量可逐次稍有递增。直至每日总喂奶量为 150ml~180ml 时，建议喂奶频次为每 3 小时 1 次，每日喂奶总量一般不再增加。随着日龄增大应逐渐减少喂奶频次，4 个月后每日喂奶 6~7 次为宜，可适当喂温白开水。6 个月龄后可逐渐添加辅食。

38. 人工喂养注意事项有哪些？

（1）提前检查奶嘴流出配方奶的流速，如果需要几秒钟的时间才能形成一滴，说明孔过小；如果呈线状流出不止，说明孔过大，一般以 1 滴 / 秒为宜（图2）。应检查奶嘴排气孔是否通畅，要保证空气能够进入奶瓶内，以随时填充吸出奶后的空间。如果奶嘴排气孔不通，瓶内便会形成负压，奶嘴会变成扁形，也会使得婴儿吸吮非常吃力。

（2）如果要将2小时内的剩余奶快速加热，可以用热水冲热奶瓶，或者把奶瓶放在热水中，几分钟后就可温热了（图3）。不可把温热的奶放在保温瓶中，也不要把温热的奶保存过夜，这两种做法都会促进奶里面细菌的快速生长。

（3）忌配奶过浓或过稀。配制奶粉前，一定要认真阅读奶粉的冲调说明，严格按照注明的比例进行冲调。奶粉过浓会加重宝宝肾脏负担，并可能引起宝宝便秘、消化不良、失水等；过稀则会导致营养不足，影响宝宝的体格发育。

（4）忌奶温过高或过低。喂奶前将配好的奶滴到前臂内侧，不烫为宜，应注意忌用嘴巴吸吮奶嘴测温。

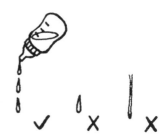

图2　牛奶流速示意图

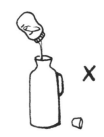

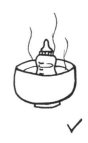

图3　牛奶加热方法

 ### 39.乳房直接哺乳与奶瓶哺乳吸吮机制有何差异？

乳房直接哺乳时，婴儿吸吮获取乳汁是靠舌头和下颌协调运动，吸吮时按摩乳房而使乳汁进入口腔。婴儿舌头的蠕动波是由舌尖始向后方，双颊呈放松状态，口腔张开。吃奶机制主要是有节律的舌头和下颌的协调按摩运动将聚集在乳晕下乳窦内的乳汁挤出来，有效的吸吮需要含入婴儿口腔内的乳头加尽量多的乳晕组织，吸吮感觉好比吸吮前臂组织，乳房直接哺乳有利于婴儿牙齿的正常发育。

奶瓶奶嘴喂奶时，婴儿靠双颊肌肉运动产生吸力吸吮奶汁，吸吮时双颊内陷，嘴唇如吹哨子样噘在一起，吸吮感觉好比吸吮手指。长期奶瓶奶嘴喂奶不利于婴儿牙齿的发育。

40. 什么是乳糖不耐受？

人乳和以牛乳为基础的配方乳中的糖类主要是乳糖，需要小肠绒毛膜顶端分泌的乳糖酶分解和消化。乳糖不耐受表现为大便次数多，多为黄绿色稀便，粪便中夹有奶块且泡沫多，婴儿会腹胀，排气多，肠鸣音增加，排气时常带出少量大便，用抗生素和止泻药无效。如果大便次数不是特别多，而且不影响生长发育时，不需要特殊治疗。若腹泻次数过多，婴儿体重增加缓慢时，则需要调整婴儿喂养乳品，可先用无乳糖配方乳喂养，等腹泻停止后再根据患儿的耐受情况，逐渐增加母乳或配方乳的喂养次数，或者改用母乳和无乳糖配方乳混合喂养。需要注意的是，不易长时间使用无乳糖配方乳喂养婴儿。

41. 什么是牛奶蛋白过敏？

牛奶蛋白过敏是指牛奶中的某些蛋白质分子进入肠黏膜组织后引

起的免疫反应。婴儿多在出生后第 2~6 周发病，主要表现为喂牛奶后 24~48 小时时出现呕吐、腹胀、腹泻的情况，大便含有大量奶块、少量黏液，严重者大便中可有血丝，甚至肠道出血或乳糜泻，部分婴儿可出现脱水、营养障碍、贫血、肠梗阻、肠套叠等情况。在易致敏的患儿中，只要少量抗原即可引起过敏症状，典型表现为伴黏液血性腹泻的结肠炎，大便检测隐血阳性和含有白细胞，可有呕吐、激惹、腹痛、发热、湿疹、鼻炎、贫血和体重不增等情况，一旦去除致敏原，腹泻即可迅速缓解，大便潜血可在 24~72 小时转为阴性，25％~50％的牛奶蛋白过敏患儿也对大豆蛋白过敏。

不能因为长期腹泻或大便中有血丝，喂养特殊配方奶粉后腹泻等症状消失就诊断为牛奶蛋白过敏，牛奶蛋白过敏有严格的诊断程序，一定要找专科医生明确，在没有明确诊断前不建议随意服用特殊配方奶粉。鼓励牛奶蛋白过敏的婴儿继续母乳喂养，但乳母应避免牛奶及其制品的摄入，并补充钙剂 (800~1000mg/d)；若乳母饮食避免牛奶及其制品的摄入后婴儿症状仍无缓解时，建议做进一步诊断治疗。

42. 新生儿需要喂水吗？

母乳能够提供新生儿生长需要的水分，所以母乳喂养的宝宝在前 4 个月时是不需要额外喂水的。如果是人工喂养的宝宝，可根据环境温度、出汗量、尿量等情况适当补充水分。

四 新生儿睡眠

43. 新生儿睡眠时间多少为宜？

新生儿每天总的睡眠时间一般为 14~20 小时，平均 16 小时，一般每次持续 2~3 小时。睡眠有睡眠周期，安静睡眠到活动睡眠为一个睡眠周期。一个睡眠周期平均 45 分钟，活动睡眠和安静睡眠各占一半，婴儿每天有 18~20 个睡眠周期。婴儿睡眠分以下几个阶段：打盹，快速动眼睡眠，深睡眠和极深睡眠。随着日龄和月龄的增加，他们清醒的时间会逐渐增加。

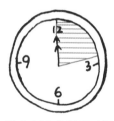

图 4 新生儿睡眠时间

婴儿每次 2~3 小时的睡眠周期（图 4）是因为他们不同于我们成人的睡眠习惯，更有甚者，一些婴儿白天呼呼大睡，晚上精力旺盛，这也就是常说的"睡倒觉"。耐心些！这些状况会随着婴儿月龄的增加而改变，他们会开始适应并习惯子宫外的生活规律。同时，家长可以尽量安排让宝宝在下午保持清醒状态，特别是到下午 4~5 点钟以后尽量避免让宝宝睡觉。下午尽量多陪玩一会儿，到晚上 7 点钟左右再给宝宝做睡觉准备工作，可以开始建立一些睡前准备，如洗澡、阅读、唱歌等，当长大一些后，这些睡前习惯有助于宝宝睡前放松。即使婴儿还小，看似不能接受这些信号，但从小开始睡眠习惯训练会有助于婴儿调节好生物钟，使其终身受益。

44. 新生儿睡在哪儿比较合适？

在刚出生头几个月，适宜将宝宝的睡床放在家长的卧室内。从安全角度考虑，大多数的儿科医生反对让宝宝睡在大人床上。不论睡婴儿床还是和父母睡一张床，家长都应该时刻将睡眠安全记在脑海里。宝宝睡觉时，不要在身旁放任何可能影响呼吸的物品，如长毛绒玩具等，也应避免放带绳索的物品或有尖锐角的物品。同时，家长要确信所买的婴儿床、摇篮等均符合婴儿睡眠安全标准。

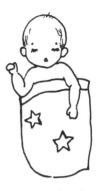

图 5 仰卧睡姿

45. 新生儿适宜的睡姿有哪些？

睡姿影响呼吸，且新生儿头颅比较软，良好的睡姿有利于其头颅的发育。建议使用厚度为 2 厘米左右的小枕头，中间稍微下陷，两头稍微翘起。最好采用仰卧（图 5）或侧卧睡姿，避免压迫胸肺部。建议在喂养后多采取侧睡，以免溢奶或呛咳造成窒息。需注意的是，侧卧不能每次都是偏左或偏右的睡姿，要左右交替侧睡（图 6），以防出现斜颈现象。

足月儿活动能力较强，出生头几天可以适当采取俯

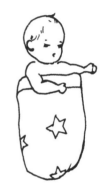

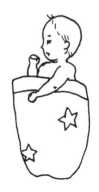

图 6 新生儿睡姿 交替侧睡

卧睡姿，这样可以利于呼吸道分泌物流出，有时也可以防止呕吐物倒流入气管，但俯卧必须拿去枕头，头侧向一面，侧卧时要有家长在一旁监护。

46. 哄婴儿入睡要点有哪些？

（1）轻拍：让宝宝自己躺床上，家长可以边哼儿歌边轻拍宝宝，这样轻缓有节律的轻拍会带给宝宝惬意的心情和绝对的安全感。

（2）轻柔的音乐：可以选择一些轻柔的音乐，甚至可以单曲循环播放，这些轻柔音乐有助于婴儿入睡，宝宝对音乐具有天生的鉴赏力哦！

（3）背光而睡：胎儿在子宫里时适应了黑黑的睡觉环境，所以睡觉时尽可能让新生儿背光而睡，避免光线刺激影响睡眠。

47. 如何养成宝宝良好的睡眠习惯？

（1）晚上应尽量保持安静的环境，当喂奶或换尿布时，尽量减少干扰，这样当喂完奶或换完尿布后，婴儿便会容易再次入睡。

（2）日龄大的宝宝白天不应睡得太多，大人应刻意减少其白天睡眠时间，避免宝宝晚上不好好睡觉。

（3）发现婴儿有困意时，及时放到床上，最好能让其自己入睡。如果每次都抱着或摇着婴儿入睡，那么每当晚上醒来时，婴儿就会习惯性需要抱起来或轻摇着才能入睡。

（4）不要让婴儿含着奶嘴入睡，若含着奶嘴睡着了，在放到床上前务必要轻轻地将奶嘴抽出。

（5）对新生儿的哭闹要及时做出反应，检查哭闹原因，避免其一直哭闹。稍大一些的婴儿哭闹时，如果观察未发现异常，可以等待几分钟再安慰，因为多数小孩儿夜间醒来几分钟后又会自然入睡；如果不停地哭闹，家长应适当安慰一下，但尽量不要亮灯，也不应逗孩子玩，抱起来或轻微摇晃给予安慰即可；如果越哭越甚，应考虑是否饿了、尿了，或者有没有发热等病兆。

 ## 48. 如果宝宝睡觉不安宁怎么办？

要避免对宝宝睡眠的过分关注，宝宝在浅睡眠中有时会出现轻微的哭吵、躁动不安，这属于正常现象，应让宝宝慢慢学会从浅睡眠自行调节进入深睡眠状态。如果宝宝持续闹腾、烦躁不安，应适当地摇晃、轻拍，或小声哼歌，直到宝宝安静下来。

哭闹、烦躁还可能是由其他原因引起的，如饥饿、疾病、过度疲劳、腹绞痛、过紧的睡衣束缚等。如果宝宝看起来过度烦躁且安抚无效时，需要及时咨询儿科医生。另外，如果宝宝很难从睡眠中醒来，而且平时对进食也不感兴趣了，也应及时带去医院进行检查。

五　新生儿期特有的意识行为发育

49、新生儿特有的反射行为有哪些？

足月新生儿出生时具备无条件的原始反射能力，在正常情况下，出生

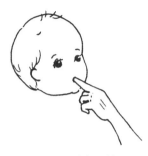

图7　觅食反射

后数月这些反射亦会自然消失。

（1）觅食反射：当宝宝清醒时，用手指或乳头触碰宝宝的嘴角或面颊，其头部会转向该侧，并开始张嘴寻觅作吸吮状，这个反射是宝宝寻找食物的原始反射能力（图7）。

（2）吸吮反射：将乳头放入宝宝口中，即可出现吸吮动作，吸吮到奶水时会吞咽（也是一种反射），这个反射也是宝宝特有的觅食反应。

（3）握持反射：把他人手指或细棒状物放到宝宝手心时，宝宝就会把手握住抓紧，甚至上提时可以把他们提起来。这个反射的出现和消失是随着神经系统的发育状况而变化的。

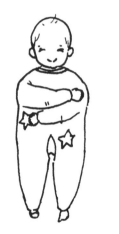

图8　双臂呈拥抱状

（4）拥抱反射：宝宝仰卧时，用手托起其头部离枕头3厘米左右时，然后突然放开宝宝头部，这时会出现双手张开，两臂外展伸直，随后前臂弯曲内收到胸前，呈拥抱状姿势（图8）。如果轻轻敲击宝宝头部两侧的床，也会引起此反射。这是一种防御性反射，也反映了神经系统的发育状况。

50. 新生儿意识状态主要包括哪些？

（1）瞌睡：眼可张开或闭合，眼睑闪动，有不同程度的躯体运动。

（2）浅睡：眼闭合，眼球在闭合眼睑下快速活动，常有吸吮动作、肌肉颤动、间断有大的舞蹈样肢体运动，身体像伸懒腰，偶有发声，呼吸不规则。脸部常有表情，如微笑、皱眉或怪相。

（3）深睡：眼闭合，无眼球运动和自然躯体运动，呼吸规则。

（4）安静觉醒：眼睁开，机敏，活动少，能集中注意力于刺激源。

（5）活动觉醒：眼睁开，活动频繁，不易集中注意力。

（6）哭。

 ## 51.新生儿的行为能力主要包括哪些？

新生儿行为能力主要包括视觉、听觉、嗅觉、味觉、触觉的感受能力和模仿面部表情的能力。

（1）视觉：新生儿在觉醒状态时能注视物体和移动眼睛，最优视距为 19 厘米，远了或近了婴儿都会看不清楚，在生命最初的 2 个月里，婴儿只能看到 20~30 厘米以内的东西。一般 2 个月大的婴儿能调节视焦距，并且分辨不同波长的颜色，到 3 个月大时，调节范围扩大，头眼协调能力增强，头部可灵活转动（图9），能转向有光亮、色彩鲜艳的地方盯着看。对颜色视觉的感知已

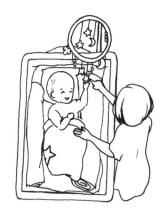

图 9　婴儿头部可灵活转动

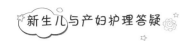

接近成人的水平，喜欢红色、黄色、橙色。婴儿在 4 个月龄时其视距可达成人的水平。

（2）听觉：如在新生儿耳旁柔声呼叫或说话，稍响一点儿的声音都会引起宝宝一些细微的动作改变，如眨眨眼睛、动动嘴唇，或呼吸频率加快等，觉醒状态的新生儿会慢慢转过头，眼睛会探寻发声的方向，但声音频率过高或强度过大时，新生儿头部反而转离声源，或者用哭声表示拒绝这种干扰。1 个月左右的婴儿已能分辩人的言语声和环境发出的非言语声。婴儿喜欢听和谐、轻柔的声音，妈妈的声音对宝宝来说是最动听的音乐。

（3）习惯形成：睡眠状态的新生儿均有对连续光和声音反复刺激反应减弱的能力，这说明新生儿具备了对刺激有反应、短期记忆，以及区别两种不同刺激的功能，可以认为这是婴儿在进行简单的学习。

（4）和成人互动：新生儿具有和成人互动的能力，比如哭是引起成人反应的一种方式，目的是使其要求得到满足。新生儿的表情，如注视、微笑和皱眉等，一般也可引起照护者的关注。

（5）模仿能力：新生儿均有模仿成人面部表情的能力，如能模仿成人张口、噘嘴、吐舌等各种表情动作。

（6）嗅觉和味觉：1 个月龄的宝宝能区分母乳的香味，不喜欢刺激性的气味，到 2~3 个月时碰到难闻的气味会扭头避开；婴儿天生喜欢甜味，有甜味时会露出愉快的表情，不喜欢苦、酸、咸味。3 个月左右的婴儿已能区分食物的细微改变，这也是为什么有些小宝宝习惯了妈妈的奶香味后，不喜欢吃其他奶粉的原因之一。

（7）触觉：宝宝全身皮肤都有灵敏的触觉。婴儿的触觉非常发达，当身体不同部位受到刺激时就会做出不同的反应（图10）。当抱起宝宝时，他们喜欢紧贴大人的身体，依偎着大人。当婴儿啼哭时，妈妈轻轻抚摸宝宝的面部、腹部或背部，一般就能使宝宝逐渐安静下来，逐渐停止啼哭。平时家长应学会用皮肤接触来表达自己对宝宝的爱护和关怀，每天对宝宝进行抚触训练，有利于宝宝身心健康成长。一般 1 个月龄的婴儿在俯卧时已能稍抬头片刻，同时眼睛也能追随物体转头过中线；小手开始逐渐放松，不再一直紧握拳头，有时会两手张开，有时看到玩具会手舞足蹈。2 个月龄的婴儿吃奶时会用小手尝试触摸乳房、触摸妈妈的脸，吃奶之余偶尔也会吸吮自己的手指。 3 个月龄的婴儿在俯卧时能抬头 45°，能在胸前玩耍自己的双手，碰到物体能随意抓握，双腿开始蹬踢有力，大人扶着婴儿腋下时，宝宝双腿已能支持部分体重。此时，宝宝愉快时会微笑，并能发出咕咕的喉音与成人交流。

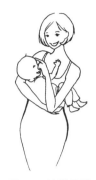

图 10　触觉灵敏

六　新生儿日常护理要点

52. 新生儿居住环境要求有哪些？

新生儿刚出生会对外界温度的变化有些不适应，适宜的室内温度应保持在 25℃~28℃, 盛夏要适当降温, 冬天需注意保暖, 但均应注意通风时让婴儿在避风处。室内光线不能太暗或太亮, 有些家长认为新生儿感光较弱, 害怕刺激眼睛, 常常喜欢挂上厚重的窗帘, 其实这是不合适的, 应让宝宝在自然的室内光线里学会适应, 避免阳光直射眼部即可。总体而言, 房间要保持通风, 光照充足, 环境布置的温馨为宜, 同时也要注意保持适宜的室内湿度。

53. 如何抱新生儿?

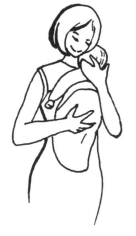

图 11　新生儿抱姿

新生儿颈部、腰部都支撑无力, 头抬不起来, 主要是因为其颈部和背部肌肉发育还不完善。因此, 抱新生儿时须一只手托住婴儿头颈部, 另一只手托住婴儿的腰部与臀部, 使婴儿的头部和肢体有很好的支持, 这样婴儿就会有安全感 (图 11)。宝宝仰卧时, 用左手轻轻插到腰部和臀部, 用右手轻轻放到头颈下方, 慢慢地抱起, 这样婴儿的身体有依托, 头也不会往后垂, 然后将宝宝头部的右手慢慢移向左臂弯, 将头部小心转放到左手的臂弯中, 这样将婴儿横抱在臂弯里, 会使婴儿感到很舒服。

54. 新生儿哭闹怎么哄？

（1）包裹：刚出生的婴儿容易烦躁、激惹、哭闹不安，这不一定是病态。因为胎儿在子宫里时是被紧紧包裹着的，刚出生后的环境相对比较寒冷、干燥，所以婴儿会缺乏安全感，易烦躁哭闹。可以尝试把婴儿用"襁褓法"包裹起来，让婴儿感觉像是重新回到了子宫，从而使其获得被保护的安全感。可以用长宽均为 1.5 米的包布将婴儿包裹好（图 12），在不妨碍婴儿正常呼吸的前提下尽量裹得紧些。

（2）侧抱：刚出生的婴儿还不太适应新的环境，从子宫温暖的环境里出来，会受到外界各种刺激，一般较容易发生"莫洛反射（Moro Reflex）"，主要表现为哭闹不停。安抚婴儿的办法一般为竖直抱起或侧抱（图13），这样会关闭这一反射，一般能让婴儿尽快安静下来。

（3）声音：母体环境并不是绝对安静的，婴儿也能听到各种声响，包括母体血管流动的"刷刷"声、心脏跳动的声音、肠胃蠕动的声音、说话的声音等。在宝宝哭闹时，大人抱着宝宝轻声哼歌或轻柔地说话，可以安抚宝宝的情绪，甚至对着耳朵"嘘"声也可以让宝宝很受用（图14），这些轻柔的声音都会使宝宝获得充足的安全感。

（4）摇晃：在子宫里，无论是妈妈走路、坐着看

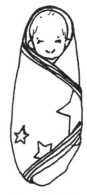

图 12　襁褓法

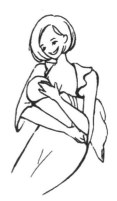

图 13　侧抱

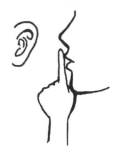

图 14　"嘘"声
安抚婴儿

电视，或是睡觉时翻身，胎儿都会觉得像在海上坐船一样，因此，在婴儿出生后，轻轻地摇晃会使他们感到愉悦。应注意，摇晃幅度要小，不适当的摇晃可能会导致婴儿身体受到伤害甚至猝死。

（5）吮吸：胎儿在预产期前 3 个月时就会开始练习吮吸了，在子宫内他们能尝试吮吸自己的手指。对于刚出生的婴儿而言，吮吸不仅能够缓解其饥饿感，还会激活大脑深处的镇静神经。吮吸会将婴儿带入深沉的平静，会让婴儿进入满意的放松状态。

55. 新生儿什么时候洗澡合适？

新生儿第 1 次洗澡最好是在出生第 2 天时开始，因为新生儿刚出生时身上覆盖有白色的胎脂，胎脂对新生儿有保护作用，可以抑制病原微生物的生长并使婴儿皮肤具有免疫性。如果出生后立即洗去，会增加新生儿皮肤的敏感性，并且婴儿发生感染的概率会增加。另外，羊水味道与妈妈乳汁相似，新生儿身上羊水的味道有利于他们寻找妈妈的乳头（出生后立即让新生儿趴到妈妈胸腹部，皮肤对皮肤接触，会发现新生儿有爬乳行为）。除此之外，出生后立即洗澡也不利于保持新生儿的体温稳定。

56. 如何给婴儿洗澡？

给婴儿洗澡时水温 38℃ ~ 40℃为宜，时间应控制在 5~10 分钟，可以每 2~3 天进行 1 次。天气炎热时也可以每天 1 次。脐带未脱落或者脱落后脐窝未干燥时，脐部不要泡在水中，洗浴后应及时对脐部进行消毒。

在给新生儿洗澡时最好不用沐浴露，如果使用沐浴露，建议 1 周最多使用 1 次，而且必须使用安全放心的婴儿专用沐浴露。

57. 如何清洗宝宝头部？

在给宝宝洗澡时可同时清洗头部，用左手手掌托起宝宝的头部，拇指和食指从头后压住耳朵，使耳廓盖住耳道以免进水，手臂肘部夹住臀部，再用右手轻轻清洗头部。要特别注意囟门部位比较特殊，清洗时用手指轻轻揉洗即可。如果囟门处有污垢或头部有乳痂不易洗掉时，可先用冷却的清洁植物油浸润数小时（还可选用婴儿专用清洗头皮污垢专用油），待污垢变软后再轻轻用消毒棉球擦拭，乳痂松软时还可用小梳子轻轻梳理掉，然后用婴儿专用沐浴用品和清水再逐渐清洗干净。洗完头发后，需用干毛巾轻轻擦干头部，用棉球清理干净眼睛和外耳道的水渍。

58. 如何清洁宝宝的五官？

应注意宝宝面部、外耳道、口和鼻孔的清洁，可用棉签辅助清洁，但勿挖耳道及鼻腔。新生儿口腔黏膜薄嫩，容易擦伤而引发局部或全身感染，故禁忌擦洗口腔，尤其不宜挑马牙（参见 P6 第 15 问）。用奶瓶者应注意奶瓶、奶嘴的消毒，以预防鹅口疮及肠炎。新生儿要在出生几个月后才能长出乳牙，在还没长出牙齿的情况下，婴儿自身的口水（唾液）可以起到清洁口腔的作用，所以正常情况下，新生儿不需要做口腔护理，只需在喂奶后擦干净口唇、嘴角、颌下的奶渍，保持皮肤干净清爽即可。

在乳牙长出后，应注意加强口腔卫生管理。在宝宝1岁时，清理口腔可以采用吃东西后及时喝温开水的方法，以温开水冲刷口腔中的食物残渣即可。另外，每天晚上临睡前也可以帮其使用指套牙刷清洁口腔。1岁左右最好到医院让牙科医生检查一下宝宝牙齿的发育情况。

另外需注意，龋齿是一种常见的慢性传染病，由牙齿附着的特异性细菌，即变形链球菌引起，该细菌代谢糖生成酸，随着时间的推移会使牙齿脱矿。婴儿的变形链球菌定植可能发生在婴儿出生时，牙齿萌出后会出现明显的定植，变形链球菌可以从母婴垂直传播，所以家长应避免共用唾液的行为（如共用勺子和其他器具、共用杯子、用嘴清洁掉下来的奶嘴或玩具），以防止变形链球菌在婴儿体内的早期定植。

59. 如何给宝宝做皮肤护理？

脐带脱落前可用"干"法，即给皮肤涂少许植物油，除会阴及臀部外不用水洗，也可遮盖脐部后进行淋浴，洗浴后及时消毒脐部。脐带脱落干燥和胎脂消失后可以开始盆浴，宜用无刺激性的婴儿专用肥皂、婴儿沐浴露，也可仅用温水清洗，需注意盆浴前应先用流动的水清洁臀部。

清洁皮肤后宜用软毛巾吸干，不可揩擦，应注意避免损伤表皮。皮肤皱褶处宜撒少许爽身粉，不应撒粉过多，避免其受潮时结成硬块而刺激皮肤，同时应避免用容器直接在颈部撒粉，应防止粉末被小儿吸入。

60. 如何做好脐带护理？

新生儿脐带未结痂脱落时，每天用安尔碘溶液擦洗脐部 3 次，保持脐部清洁干燥，需注意不要在盆内泡澡。

脐带脱落后，如果脐部不干燥，需要每天继续消毒直至脐部干燥为止。发现脐部有红肿或有脓性分泌物时，应及时进行消炎处理，或向专业儿科医生寻求帮助。

61. 如何给新生儿剪指甲？

新生儿新陈代谢旺盛，指甲也生长得快，若宝宝指甲过长过硬，不但容易藏污纳垢滋生细菌，又容易抓伤自己头面部和身体皮肤，甚至造成感染。有时抓痕太深还会留痕，所以应根据宝宝指甲长度，及时给宝宝修剪指甲。

在修剪时注意要选择婴儿专用指甲剪，不与大人混用指甲剪。修剪时，宝宝指甲也不宜剪得过短，指甲应剪成圆弧状，同时避免指甲两边带棱角。需注意在给宝宝剪指甲时，一定要抓牢固定好宝宝的手指，以免误伤。

62. 怎样避免强光对宝宝眼睛的伤害？

婴儿刚出生时各组织器官尚未发育完全，强光易对视网膜造成损害。新生儿房间也不应光线太暗，柔和的自然光线为宜。在给宝宝拍照时，利用自然光即可，避免闪光灯直接对着宝宝的面部。另外，洗澡时应注意避免浴霸灯光直射对宝宝眼睛造成损害，避免强烈的日光和房间过强的灯光照射等，应注意从小保护好宝宝的眼睛。

63. 如何选择合适的新生儿衣服？

应坚持柔软、宽适的原则（图15）。若用久藏衣服，应在婴儿出生前从箱中取出吹晒，忌用樟脑丸。给新生儿穿有带子的内衣时，带子不可缚得太高、太紧，以防划伤腋下皮肤。新生儿的内衣（包括尿布）应以柔软且易于吸水的棉织品为主，最好不要用化纤或印染织品。衣服的颜色宜浅淡，可便于发现污物，并可防止染料对新生儿皮肤产生刺激。衣服尽量宽松，不妨碍肢体活动且易穿易脱为宜。穿衣服时不要用长带子绕胸背捆缚，也不要穿很紧的松紧带裤子，以免穿着不当阻碍胸部发育。平时婴儿衣服要勤换洗，内衣、布尿片清洗后最好能在日光直射下暴晒，如遇连绵阴雨天衣物不能及时晾干时，也可用电熨斗熨干。

需注意，小宝宝通常不喜欢穿衣脱衣，他们经常会四肢乱动不予配合，所以在给宝宝更换衣服时，可先抚摸他的皮肤，和他轻轻说说话，如"宝宝，我们来穿上

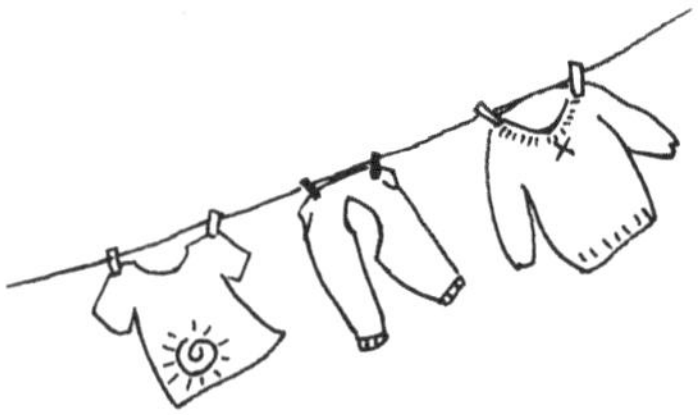

图 15　选择合适的新生儿衣服

衣服"，或"宝宝，我们来脱下衣服"等，在交谈中使宝宝身体放松，心情愉悦，然后再轻柔地开始穿、脱衣服。

由于新生儿头部散热较多，所以遇寒冷或室温较低时，应及时给宝宝戴帽子，帽子的选择同样要柔软舒适，薄厚参考具体外界温度而定。

64. 纸尿裤和尿布使用建议有哪些？

纸尿裤相比较于尿布，有明显的优点：

（1）使用方便，一次性纸尿裤使用方便，使大人不再有换洗尿布之累；

（2）干净清洁，一次性纸尿裤比传统尿布更能减少粪便中细菌的传播和污染，使宝宝的生活环境更加清洁卫生；

（3）一次性纸尿裤吸水性强，回渗少，在婴儿睡觉时可以有效减少婴儿因尿湿而醒来的次数，有助于延长宝宝的睡眠时间，有利于保证宝宝的睡眠质量。

使用纸尿裤时应注意，白天应每3小时查看一次纸尿裤，根据具体情况决定更换纸尿裤的时间间隔，建议白天一般最长不超过5个小时。需要特别注意的是，纸尿裤一般为一次性使用物品，不可重复使用。

应根据季节的不同，选用厚薄不一的纸尿裤，冬天可选择稍厚的纸尿裤，夏天则应选用轻薄的纸尿裤。婴儿的皮肤细嫩，容易被擦伤，因此选用纸尿裤时要检查一下其两侧的松紧度，避免太紧伤害到宝宝的腿部皮肤。

如果家庭条件便于清洁、晾晒尿布，在白天婴儿不睡觉时可换用尿布。尿布应选用柔软、吸水性好的棉织品，应做到勤洗勤换，每次尿完都要及时更换清洗，最好采用日光直射曝晒。

65. 婴儿出生后多久适合户外活动？

新生儿刚从医院回家后，应该保持室内空气流通，但不能有对流风。随着日龄增长，可逐渐过渡到在室内打开的窗前或者在阳台活动。新生儿进行户外活动应根据季节、气温和婴儿适应的情况随机调整，在晚春、夏季和早秋，出生后 2 周的宝宝就可以进行户外活动了，夏季要在阳光照射不太强的树荫下活动，活动时间为 5 分钟左右，每日 2~3 次，可根据宝宝适应情况每日逐渐延长户外活动时间。在宝宝对外界环境完全适应后，再逐渐增加户外活动的时长和次数。天气情况良好时，满月后的孩子每日户外活动应逐渐达 2 小时以上。冬季、早春和晚秋天气寒冷时最好不要到户外活动，因为宝宝还很小，抗寒能力和抗病能力都较差。

66. 新生儿接种疫苗后应注意什么？

宝宝出生后立即接种的疫苗为卡介苗和乙肝疫苗，具体疫苗接种计划参见附录。在接种疫苗后，需要精心护理，随时留意观察宝宝状态。

（1）洗澡：给新生儿洗澡时要避免洗澡水弄湿注射疫苗的部位，要保持局部清洁干燥，避免摩擦和经常触摸，避免引起感染。

（2）观察局部：卡介苗接种后局部可出现红肿、硬结、化脓等一些接种后反应，局部不要擦药和包扎，保持清洁，等待自行恢复即可。

（3）观察全身：个别宝宝在接种疫苗后会出现轻微的体温升高，一般不超过 38.5℃，2~3 天体温会下降。还有一些宝宝会出现哭闹、食欲不好等不适症状，家长不必太担心。若出现高热或其他严重症状时，需及时就医。

（4）出生后疫苗接种应尽量在规定时间段内完成，在接种疫苗后遵医嘱，随时留心宝宝状态，一般不适症状会在 1~2 天自行消退，有特殊状况时应及时就医。

67. 如何预防宝宝感染？

护理新生儿时，要特别注意卫生，在每次护理前均应用流动的水清洁手，以防手上的细菌、病毒被带到新生儿细嫩的皮肤表面引发感染。如果护理人员患有传染性疾病，或为带菌者，则不能接触新生儿，避免新生儿发生感染。如果新生儿发生传染病时，必须严格隔离治疗，接触者隔离观察。新生儿哺乳时应禁止探视，这样可以有效降低新生儿被感染的概率。

68. 新生儿护理常见禁忌有哪些？

（1）睡前不宜逗乐：婴儿神经系统尚未发育成熟，兴奋后往往不容易抑制。如果睡前逗婴儿开心，会使他们在兴奋后不肯睡觉，或上床后仍处于兴奋状态，会直接影响睡眠质量。

（2）吃奶不宜逗乐：婴儿吞咽和咀嚼功能还不完善，在喂奶时逗乐可能会引起呛奶，甚至发生吸入性肺炎、窒息等。

（3）不要大幅度摇晃或抛起婴儿：婴儿的头颈发育不全，力度较大的摇晃逗乐很容易使其受伤。因颅缝未闭，婴儿脑部发育仍未稳固，当受到强力摇晃时，脑部组织容易受到撞击而出现血管撕裂，以及脑神经纤维受损等。这种症状的后遗症包括头痛、头晕、失忆，以及影响智力发育等，严重者脑部会有大量微丝血管爆裂，可引发脑部大量出血，有可能导致脑瘫，甚至有生命危险。

（4）陪睡：家长尽量不要近距离陪睡，因为熟睡后稍不注意就可能挤压宝宝，有可能造成婴儿窒息，另外家长近距离陪睡如翻身等动作也会影响婴儿睡眠质量。

七 新生儿异常情况的观察和护理

69. 婴儿有鹅口疮怎么办？

鹅口疮是白色念珠菌感染所致的口腔黏膜炎症，主要表现为颊黏膜、上下唇内侧、舌、齿龈、上腭等处出现白色乳凝块样物。初起时呈点状或小片状，逐渐融合成大片乳白色膜，略凸起，边缘不充血，白膜不易拭去，强行剥脱后局部黏膜潮红、粗糙，并可渗血，此后白膜又会迅速生成。婴儿患处无疼痛感，也不引起流涎，不影响吸吮奶，偶尔会有拒乳现象。可用制霉菌素甘油涂口腔患处，每日3次，不建议强行剥脱。

70. 婴儿眼睛有脓性分泌物怎么办？

婴儿眼睛有脓性分泌物时多为细菌感染引起，一般伴有眼睑结膜充血、黏液脓性分泌物。可用生理盐水清洗眼睛，妥布霉素滴眼液滴眼。如果无明显好转时，一方面注意合并泪囊炎，另一方面注意衣原体结膜炎，可用红霉素眼药水、金霉素眼药水，或利福平眼药水滴眼。有泪囊炎时在滴抗生素眼药水的同时，要向鼻泪管方向对泪囊进行按摩。以上措施仍无效时，应及时就医。

71. 婴儿感冒鼻塞怎么办?

在有轻微感冒鼻塞时，可以轻揉鼻根部（图16）、用生理盐水滴鼻冲洗出鼻腔内的分泌物。如果感冒持续加重，则应及时就医问诊。

72. 新生儿肚脐红肿怎么办?

肚脐红肿一般是脐炎，表现为脐周皮肤红肿，可伴有浆液性、脓性、血性分泌物，重者脐部、脐周皮肤发硬，可向其周围皮肤扩散成腹壁蜂窝织炎、皮下坏疽，或导致腹膜炎、脐静脉炎，局部皮肤及皮下组织可发红、发硬。轻者仅脐轮红肿，局部消毒即可；重者需及时到医院就诊，以及应用抗生素治疗。

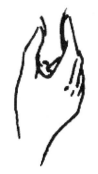

图 16 轻柔鼻根部

73. 新生儿脐疝怎么办?

新生儿脐疝主要表现为脐部出现球形或半球形的可复性肿块，皮肤及皮下组织完整。在哭闹、咳嗽、排便等腹压增高时，肿块凸起明显，安静或睡眠时肿块可缩

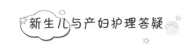

小甚至消失。一般随着生长发育，多数宝宝在 1 岁左右时可随着腹壁的发育而自愈。在日常护理中，仰卧可促进自然复位，需注意保持脐部清洁干燥，防止局部摩擦，避免哭闹等增加腹压现象。还可在疝内容物回纳后选用疝气带，这有助于缓解脐疝膨出。日常进行密切观察和护理，若出现哭闹不止等发生脐疝嵌顿的表现时，须立即到医院儿外科就医，进行及时诊治。

74. 婴儿屁股红了怎么办？

婴儿红屁股一般是尿布皮炎，表现为腹股沟、会阴皱褶处皮肤发生溃烂。红屁股大多是因为大小便浸湿的尿布未及时更换、尿裤过敏，或大便酸碱度改变引起的腹股沟、会阴、肛周皮肤潮红，严重者甚至有丘疹、水疱、糜烂、渗出等症状。建议勤换尿布，每日用清水清洗臀部、外阴及周围皮肤，清洁后应保持皮肤干燥，尤其大便后应及时用清水冲洗肛门及周围皮肤。在婴儿出现红屁股时，纸尿裤应不超过 3 小时更换一次，如使用尿布，应在更换后及时用清水漂洗干净并通风晾晒。

在婴儿红屁股是轻度仅有红斑时，保持皮肤干燥等待自行恢复即可，炎症明显糜烂者可用氧化锌软膏涂抹患处。如果出现细菌或真菌感染，应外用红霉素软膏、莫匹罗星软膏（百多邦）进行抗生素处理，或使用达克宁散抗真菌药进行对症处理。

75. 婴儿出痱子怎么办？

夏天炎热、温度高，婴儿出汗较多，加之婴儿皮肤细嫩，所以常易生痱子。痱子分红痱、晶痱和脓痱，都是因为排汗不良造成的。红痱是具有瘙痒感的红色粟粒样小丘疹；晶痱是身上出现无症状的易破薄壁小水泡；当小水泡有脓疱时，也就是所谓的脓痱了。由于痱子可形成小脓包，有时甚至会发生败血症而危及生命，所以在夏季应及时预防婴儿出痱子，具体方法有：

（1）炎热的夏天应避免新生儿大哭，置婴儿于阴凉处，以防大量出汗；

（2）用温热水及小儿专用香皂给婴儿洗澡，待皮肤擦干后，再扑上少许婴儿爽身粉，尽量保持皮肤干燥；

（3）如果婴儿头部生痱子，可将头发剃掉，以尽量保持头部皮肤干爽；

（4）如果痱子形成小脓包，则须咨询医生及时进行处理，切不可用手随意挤压，必要时还可使用一定量的抗生素软膏进行治疗。

76. 婴儿出湿疹怎么办？

婴儿湿疹一般分为三种类型。①脂溢型：月龄 3 个月以内的婴儿，其前额、颊部、眉间皮肤潮红，覆有黄色油腻的痂，头顶一般是厚厚的黄浆液性痂。另外，婴儿颏下、颈部、腋下及腹股沟皮肤可有擦烂、潮红及渗出情况。患儿一般在 6 个月龄后改善饮食结构时可以逐渐自愈。②渗出型：多见于 3 个月龄~6 个月龄肥胖的婴儿，两颊可见对称性米粒大小红色丘疹，伴有小水疱及红斑连成片状，有破溃、渗出、结痂症状，婴儿会感觉特别痒，大多时候会不自觉地搔抓，可见带血迹的抓痕及鲜红色湿烂面。如果治疗不及时，可泛发到全身，还可继发感染。③干燥型：多见于 6 个月龄~1 岁的婴儿，表现为面部、四肢、躯干外侧斑片状密集小丘疹、红肿，硬性糠皮样脱屑及鳞屑结痂，无渗出，又称为"干性湿疹"。

婴儿出湿疹后，除查找诱发因素予以纠正外，还应采取全身、局部综合治疗。另外，乳母可暂停吃鸡蛋、牛奶、鱼、虾等富含蛋白质的食物，这样婴儿湿疹情况有可能会逐渐缓解。患湿疹的新生儿不可使用肥皂或用温度过高的水洗浴，并避免太阳直接照晒，避免毛线衣或其他化纤织物与皮肤直接接触，局部皮肤不要随意用药。

根据湿疹情况，不同时期可采取不同的处理方法，应及时咨询医生，严重时要去医院就诊。

33. 宝宝吐奶怎么办？

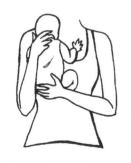

图 17 喂奶后竖抱宝宝

如果婴儿少量溢乳，没有表现出不适，没有体重减轻，无大量频繁呕吐，无呕吐物颜色异常、哭闹、咳嗽等现象，可再持续观察，不必急于就医。喂奶后可以把宝宝竖着抱起来（图 17），头放到大人肩膀上，一手轻拍宝宝背部，帮助排出宝宝吃奶时咽下的空气，然后取右侧卧位让宝宝入睡，枕头高 2~3 厘米即可。少量溢乳属正常现象，一般不要来回晃动宝宝。

婴儿吐奶后的精神状态和身体状态需多加留心，在呕吐状况得到缓解后，如果还有精神不振、睡眠明显增加，或情绪不安、无法入睡、发热、肚子胀气等现象，则可能是生病了，应及时就医。

78. 婴儿发热怎么办？

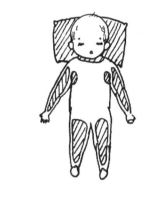

首先应明确婴儿发热的原因，如为环境因素引起的发热，应采取相应措施，如降低室温、打开新生儿的包被等；如发热为脱水引起，应尽快补充水分；如发热为感染引起，应尽快查明病因，积极控制感染。

新生儿发热降温以物理降温为主，可头枕凉水袋，或者进行温水洗浴、擦浴，水温 33℃~36℃为宜，擦浴部位为前额、枕部、颈部、四肢、腋下、腹股沟处等（图 18）。忌用酒精擦浴，慎用退热药。

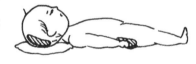

图 18 阴影部分为擦拭部位

79. 如何区分保暖过度发热与感染发热？

（1）保暖过度发热：肛温升高，手、足热，腹壁皮肤温度低于足部（温差小于 2℃），皮肤红润，婴儿姿势伸展，外观健康，有汗，散包后体温会很快降至正常温度。

（2）感染发热：肛温升高，手、足较凉，腹壁皮肤温度超过足部皮肤温度（温差大于 3℃），皮肤较苍白，甚至发花，婴儿一般萎靡不振，精神状态欠佳。

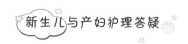
八 新生儿生长发育和保健护理

80. 如何给宝宝称体重？

体重是衡量儿童健康与否的重要标准之一，是判定小儿体格发育和营养状况的一项重要指标。正常小儿的体重是随着年龄的增加而不断增加的，年龄越小体重增加越快，而且还有一定的规律。足月新生儿的平均体重为 3 千克左右，2.5~4.0 千克均属正常范围。几乎每个新生儿在出生后的最初 2~3 天，都会出现体重下降的现象，这叫生理性体重下降。生理性体重下降一般在出生后第 3~5 天降至最低点，下降幅度可达出生时体重的 6%~9%，但最多不超过出生时体重的 10%。之后随着吃奶量的增加，体重会逐渐增加，大多数婴儿在出生后第 7~10 天，体重可恢复到出生时水平。到满月时，新生儿体重能增加 1 千克左右。在出生后的前三个月，婴儿体重增加迅速，平均每月增加 0.75 千克左右。

给宝宝称体重的方法主要有以下两种：

（1）先用小被单将孩子兜住，用称称重，然后减去小被单及包括尿布在内的一切衣物重量，即为婴儿体重（图 19）；

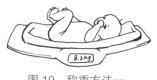

图 19 称重方法一

（2）家长抱着婴儿站在磅秤上称体重，减去大人的体重，即为婴儿体重（图20）。

测体重时应注意，在测量前最好空腹，排去大小便，尽量脱去婴儿衣裤、鞋帽、尿布等，仅穿单衣裤；如有衣物，所测得的数据应减去婴儿所穿的衣物及尿布的重量。

每次测得的宝宝体重都应作记录，在观察宝宝体重是否达到参考标准的同时，还应注意体重增长的速度。有的婴儿出生时体重比较轻，但其增长速度已达到甚至超过正常水平，尽管测得的体重还没有达到参考标准，家长也大可不必担心，因为这种情况表示宝宝不但生长健康，而且还在努力"赶超"呢！相反，有些宝宝虽然测得的体重尚符合参考数值，但增长速度比较慢，这种情况倒要认真寻找一下原因，及时采取相应的措施，以保证宝宝健康成长。

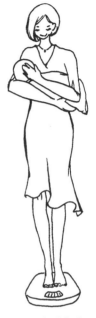

图20　称重方法二

81. 如何给宝宝量身高（身长）？

身高（身长）是儿童骨骼发育的一个主要指标，是指包括头、脊柱和下肢长的总和。身高的增长速度和体重一样，也是年龄越小时增长速度越快。在出生后满1个月龄时，宝宝身体可长高5厘米左右。在出生后前3个月，身高平均每月增加2.5厘米。

在测量身高时，应让宝宝躺着测其身长，在医院一般会有特定的量板用于测量小儿的身长。测量前先脱去

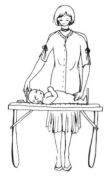

图 21　测量身长

宝宝的鞋、袜、帽、外衣裤及尿布。让小儿仰卧在量板的底板中线上，头接触头板，面向上。测量者站在孩子的右侧，用左手按直小儿的双膝部，使两下肢伸直、并拢并紧贴量板的底板；右手移动足板，使其紧贴小儿的足底，读取身长的刻度（图 21）。在家里如果没有量板时，也可让宝宝躺在桌上或木板床上，在桌面或床沿贴上软尺。在小儿的头顶和足底分别放上两块硬纸板，测量方法和医院量板的量法一样，读取头板内侧至足板内侧的长度，即为小儿的身长。测量身长时需注意足板一定要紧贴小儿的足底，不能只量到脚尖处，否则会使测得的身长大于其实际身长。

82. 如何测量宝宝的头围？

头围主要反映脑的发育情况，脑容量的大小也是体格发育中的一项重要指标。婴儿在出生后的前 2 年大脑发育迅速，头围增长也很快，2 岁以后头围的增长速度逐渐减慢。出生时头围平均为 34 厘米，出生后前 3 个月头围平均每月增加 1.5 厘米。

测量头围时应选用软尺，用左手拇指将软尺零点固定在左侧眉毛的上缘，然后紧贴皮肤经过枕骨结节最高点绕头围一圈回至零点，读取的数值即头围尺寸（图 22）。

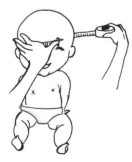

图 22　测量头围

头围的大小也和体重、身高一样有正常范围，并不是头大肯定大脑发达、头大了小孩肯定聪明，这是不正确的认知。如果一个小儿出生时头围正常为 34 厘米左右，到 3 个月时头围迅速长到 42 厘米左右时，这就要检查是否有脑积水、佝偻病或其他疾病等；如果一个小儿出生时头围就比正常婴儿的小，且出生后头围的增长速度也很慢，甚至停止生长，那么要高度怀疑是否有脑发育不良，是否有头小畸形等症状。因此，宝宝的头围增长过快或过慢都是不正常现象，家长都应及时带去医院做进一步检查。

 ### 83. 如何测量宝宝的胸围？

胸围是用来评价小儿胸部发育状况的重要指标，包括衡量肺的发育、胸廓的发育，以及胸背肌肉和皮下脂肪的发育程度等。新生儿出生时胸围约 32 厘米，比头围小 1~2 厘米，出生第一年增长速度快，可增加 12 厘米左右。一般情况下，小儿在 1 岁以内头围比胸围大，1 岁时胸围逐渐超过头围。

测量胸围的方法是让宝宝平躺在床上，使其两手自然平放，将软尺零点固定于乳头下缘，使软尺接触皮肤，经两肩胛骨下缘绕胸围一圈回至零点，读取的数值即胸围大小。胸围的大小与婴儿的体格锻炼及衣着有关，婴儿处于迅速生长时期，而有的家长喜欢给宝宝穿束胸的裤子，这样会人为束缚住宝宝胸廓的发育，时间长了可导致宝宝肋骨下陷、外翻，胸围过小等。因此，家长应注意给宝宝穿宽松的衣裤，同时也应经常给宝宝做被动操，以帮助锻炼其肌肉和骨骼，如扩胸运动等。经常做运动不仅可以锻炼胸肌，促使宝宝的胸肌发达，也可以带动宝宝胸廓和肺部的发育。

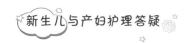

84. 如何定期带宝宝去做体格检查？

看着日夜长大的小宝宝，初为人之父母者会心存疑虑：我的宝宝长得健康吗？那么，定期带宝宝去做体格检查是解决您心中疑虑的有效方法。

定期体格检查有诸多好处，首先，可以系统了解宝宝各个阶段的体格生长情况。通过定期测量，不仅可以帮助判断宝宝目前的生长水平是否达标，还可以及时了解一段时期内宝宝生长的动态变化情况，观察其生长速度是否和参考标准相近，可帮助家长及时发现婴儿生长异常，使一些症状不明显的疾病得到早发现、早诊断和早治疗。其次，体格检查有助于对婴儿的智能发育作出评估，可帮助家长了解宝宝的智能发育是否在正常水平。如若有疑问之处，可进一步通过神经心理测试对宝宝的智能发育做全面评估，对有智能发育迟缓和心理发育偏离的孩子，可以做到早发现早干预，有利于进行早期的康复治疗。另外，在定期体格检查时，还能从保健医生处得到科学育儿知识的相关指导，可以了解许多有关宝宝喂养、护理、卫生保健和早期教育等方面的新理念，可以促使宝宝长得更健康。

带宝宝定期做体格检查有时间周期，一般而言6个月以内的宝宝每1~2个月1次；6个月到1岁的宝宝，每2~3个月1次；1岁到3岁的宝宝，每半年1次；3岁以后每年1次即可。

85. 如何和宝宝做亲子游戏？

在婴儿出生后近足月时，家长便可以和宝宝做抬头游戏：让宝宝俯卧在床上，两臂屈肘手心向下，两臂距离稍比肩宽以支撑身体，家长在前面可呼唤宝宝的名字，拍手或用发响的玩具逗引宝宝努力抬头、支撑。这项活动可以锻炼婴儿颈、胸、背的肌肉，促进婴儿的体能发育。每次游戏时间为 1~2 分钟，建议在睡醒或洗澡后进行。

86. 如何给宝宝做婴儿被动操？

每天坚持给婴儿做被动操进行体能锻炼，不但可以促进其体格发育，还能促进其神经系统的发育。婴儿被动操适用于 2~6 个月龄的婴儿，根据月龄和体质循序渐进，每天可做 1~2 次，建议在睡醒或洗澡后，宝宝心情愉快时进行。做被动操时，婴儿应少穿些衣服，而且所着衣服应宽松、质地柔软，这样有利于婴儿全身肌肉放松。做被动操时，家长协助动作要轻柔有节律，可配上相应轻柔有节律的音乐。

婴儿被动操共 8 节。上肢运动预备姿势：婴儿仰卧，家长双手握住婴儿手腕，家长拇指放在婴儿手掌内，让婴儿握拳，婴儿两手放于身体双侧。

第一节：扩胸运动。①两手左右分开，向外平展，与身体成 90°，掌心向上。②两手胸前交叉。③同①动作。④还原。重复两个八拍。（图 23）

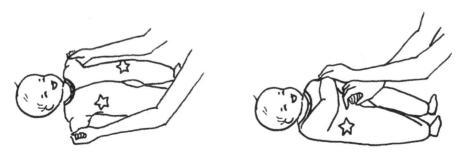

图 23 婴儿被动操（第一节）

第二节：屈肘运动 。①向上弯曲婴儿右臂肘关节。②还原。③向上弯曲左臂肘关节。④还原。重复两个八拍。（图24）

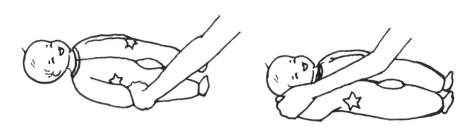

图24 婴儿被动操（第二节）

第三节：肩关节运动。①握住婴儿右手，由内向外做圆形的旋转肩关节动作，重复四拍。②握住婴儿左手做同样的动作，重复四拍。（图25）

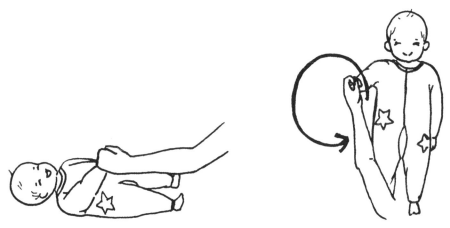

图25 婴儿被动操（第三节）

第四节：上肢运动。①两手左右分开，向外平展与身体成 90°。②两手向前平举，两掌心相对，距离与肩同宽。③两手胸前交叉。④两手向上举过头，掌心向上，动作轻柔。⑤还原。重复两个八拍。（图 26）

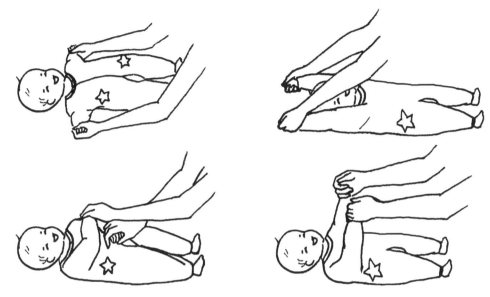

图 26　婴儿被动操（第四节）

第五节：踝关节运动。①预备姿势：婴儿仰卧，家长左手轻搂婴儿的右膝处，右手握住小儿右足前掌。②将婴儿足尖向上屈曲踝关节。③足尖向下，伸展踝关节。④换左足做相同动作。重复两个八拍。（图 27）

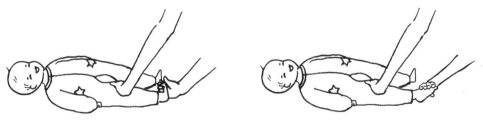

图 27　婴儿被动操（第五节）

第六节：下肢伸屈运动。①预备姿势：婴儿仰卧，两腿伸直，家长双手握住婴儿两小腿，交替伸展膝关节，做踏车样动作。②左腿屈缩到腹部。③伸直。④右腿屈缩到腹部做同样的动作。重复两个八拍。（图28）

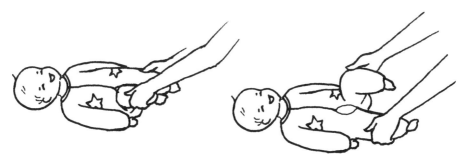

图28　婴儿被动操（第六节）

第七节：举腿运动。①预备姿势：两下肢伸直放平，家长两手掌向下，握住婴儿两膝关节。②将两下肢伸直上举90°。③还原。重复两个八拍。（图29）

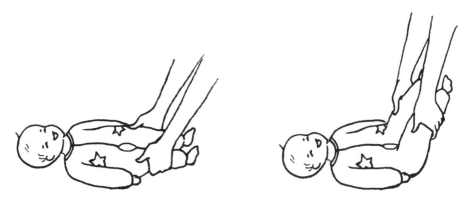

图29　婴儿被动操（第七节）

第八节：翻身运动。①预备姿势：婴儿仰卧，家长一手扶婴儿胸腹部，一手垫于背部。②从仰卧转体为侧卧。③从侧卧转体到俯卧。④从俯卧再转体到仰卧。重复两个八拍。（图30）

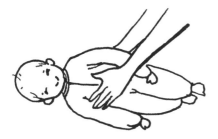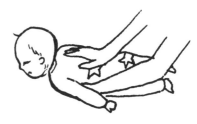

图30 婴儿被动操（第八节）

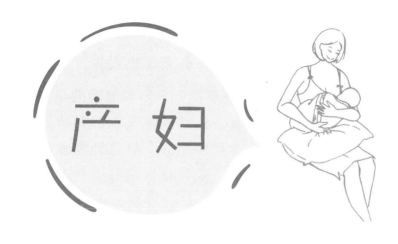

产妇

常见问题及相关护理措施

一 新手妈妈哺乳技巧

1. 新生儿哺乳要点有哪些？

（1）产前准备：大多数健康的孕妇都具有哺乳的能力，但真正成功的哺乳则需要孕妇身、心两方面的准备。孕妇应充分了解母乳喂养的优点，树立母乳喂养信心，保持良好的健康状态，保证合理营养和充足的睡眠，尽量避免各种不良因素的影响。

（2）乳房保健：孕妇在妊娠后期应每日用清水（切忌用肥皂或酒精之类）擦洗乳头（图31），以防止乳头皲裂及内陷。乳头内陷者用两手拇指从不同角度按捺乳头两侧，并向周围牵拉，每日数次（图32）。乳头内陷或乳头扁平不影响哺乳，孕期没必要进行特殊处理或使用乳垫。乳汁中丰富的蛋白质和抑菌物质对乳头表皮有保护作用，哺乳后可挤出少许乳汁均匀涂在乳头上。

（3）尽早开奶：正常分娩、母婴健康状况良好者，在婴儿出生后10~30分钟即可哺乳。婴儿刚出生就具有吸吮能力，让婴儿嘴唇尽早适应妈妈的乳头，并有力吸吮刺激乳头，有利于乳母分泌催乳素和催产素。催乳素是维持乳汁分泌的重要因素，催产素促使乳汁挤入乳管及乳窦而产生射乳。

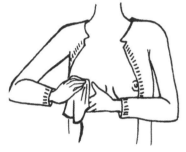

图 31 擦洗乳头

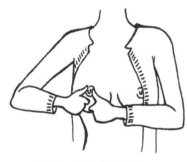

图 32 按捺牵拉乳头

（4）按需哺乳：母婴应同室，不应由保姆或其他人员将婴儿带至其他房间。应按需哺喂婴儿，初生几天内，母乳分泌量较少，一般 1~2 小时哺乳 1 次，以后可根据需要调节喂奶次数。

（5）排空乳汁：哺乳前，对乳腺和乳头湿热敷 2~3 分钟，然后从外侧边缘向乳晕方向轻拍或按摩乳房，促进乳房感觉神经的传导和泌乳（图 33）。两侧乳房应先后交替进行哺乳，若一侧乳房奶量已能满足婴儿需要时，则将另一侧的乳汁用吸奶器吸出。每次哺乳均应让乳汁排空，因为大量乳汁存留在乳房内时，乳汁中抑制乳汁分泌的因子就抑制泌乳细胞的分泌。

（6）哺乳时间：每次哺乳时，通常在开始哺乳的 2~3 分钟乳汁分泌极快，占乳汁的 50%，4 分钟时吸乳量约占全部乳量的 80%~90%，随后乳汁渐少。每次哺乳时间应由婴儿决定，如果婴儿保持吸乳、吞咽节奏，且母亲乳头可耐受吸乳的牵拉时，就保持哺乳状态直至婴儿自己放开乳头为止。如果发现婴儿只是将母亲乳头作为奶嘴吸，或出现非营养性吸吮时，可终止哺乳。需注意，每次哺乳要提供双侧乳房。若婴儿体重增加正常，哺乳后可熟睡 2~4 小时，每日至少排小便 6~8 次，吃饱后吐出奶头拒绝再次吮吸或安静入睡，皆为婴儿获得足够乳

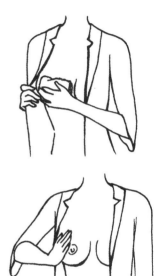

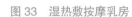

图 33 湿热敷按摩乳房

汁的表现。需注意，吸奶时间过久，会咽入过多空气，易引起呕吐，而且也会养成日后吸吮乳头的坏习惯。

（7）保持正确哺乳姿势：喂奶姿势有抱球式、横跨环抱式、环抱式、侧躺式等，一般多采用坐位、横跨环抱式哺乳方式，亦可采用自己认为最合适、最有效的姿势。采用横跨环抱式刚开始哺乳时，婴儿腹部对着乳母的腹部，鼻子对应乳头，乳母可用拇指和食指呈"C"形夹握住乳房组织，使其呈扁平状，食指与拇指和宝宝口唇平行，用另外一侧胳膊夹住宝宝臀部，前臂托住宝宝脊柱，食指与拇指"C"形托住宝宝颈部，手掌紧贴宝宝颈肩部，不要留有间隙，轻柔地用乳头刺激宝宝上下唇，直到宝宝嘴巴张大如打哈欠状，用位于宝宝颈肩部的手快速轻柔地推动以助宝宝含裹乳头。哺乳后一般让婴儿保持右侧卧位睡姿（图34），此体位有利于胃排空，可以防止反流或吸入造成婴儿窒息。

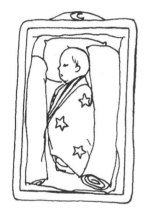

图34　哺乳后右侧卧位

（8）乳母的营养、精神状况：产后乳母应摄取营养丰富、水分充足的食物，适当增加营养摄入是乳汁充盈的重要保证。一般要注意以下几点饮食方法：① 增加餐次，每日以 4~5 餐为宜，这样有利于胃肠功能的恢复，可减轻胃肠负担；②食物应干稀搭配，干的能保证营养的供给，稀的能保证水分的供应；③荤素搭配，避免偏食，不同食物所含的营养成分种类及数量不同，而人体需要的营养是多方面的，只有全面摄取食物，才能满足身体的需要；④清淡适宜，即葱、大蒜、花椒、辣椒等应少于一般人的摄入量，食盐也应少量；⑤乳母饮食应富含蛋白质、维生素、矿物质和充足的能量；⑥备有乳母随手可拿到的饮品。除饮食合理安排外，乳母精神轻松、心情愉悦也是促进乳汁分泌的重要因素。

（9）注意防止婴儿吐奶：婴儿吐奶现象较为常见，如果吐奶严重、频次较多，往往会影响婴儿的吃奶"兴趣"。由于婴儿的胃呈水平位，容量小，连接食管处的贲门较宽，不容易关闭，而且连接小肠处的幽门较紧，婴儿吃奶时如果吸入较多空气，奶液容易倒流进入口腔，容易引起吐奶。

（10）母乳时长：母乳是婴儿的第一天然食品，可为婴儿出生后最初几个月提供全部所需的能量和营养元素，并且在婴儿6个月龄至1岁期间，母乳也满足婴儿一半或更多的营养需要，而且在婴儿1至2岁期间，母乳也可提供三分之一的营养元素。提倡母乳喂养至少持续到2岁，如果可以，亦可提供更长时间的母乳喂养。

2. 为什么要尽可能给新生儿提供母乳喂养呢？

母乳喂养是我们人类自然喂养下一代的方式，是最科学、最适合婴儿的喂养方法，如果没有特殊情况，每个妈妈都要尽可能地采取母乳喂养来哺育自己的宝宝。母乳喂养有很多优点：①母乳中含有出生后4~6个内月婴儿所需全部营养成分，含有生长因子，丰富的维生素

A 等，是婴儿最佳的天然食物和饮料，而且母乳量随着婴儿的增长而增加，所以 4~6 个月内婴儿除母乳外不需要添加水或其他食物；②母乳的分子量小，特别容易被宝宝消化和有效利用；③婴儿的免疫系统在出生后数月内发育不完善，容易得感染性疾病，而母乳中含有丰富的免疫球蛋白、溶菌酶、乳铁蛋白、白细胞等，这些成分有利于预防婴儿发生腹泻、感冒、佝偻病及其他小儿疾病，尤其是母乳中的初乳，能为新生儿提供大量的抗感染蛋白，这些是其他喂养方法如配方奶粉等无法比拟的；④乳母在哺乳过程中通过每日对婴儿的接触、爱抚、言语、目光交流等，可增进母婴的感情交流，有利于母婴的情绪安定，且对宝宝的智力发育有益；⑤母乳喂养的婴儿极少发生过敏，母乳是低敏的，其中的蛋白质是同种蛋白质，不易被婴儿的免疫系统视为异种蛋白质而发生过敏反应，同时母乳中含有益生菌，有助于婴儿免疫耐受的建立；⑥从远期效应看，母乳喂养对预防超重、肥胖的发生有一定作用；⑦母乳喂养在一定程度上有助于推迟产妇再次妊娠，可以保护产妇健康，能够降低产后出血、卵巢癌、乳腺癌等的发病率。

3. 初乳要给宝宝吃吗？

初乳是产妇分娩后最初几天内产生的乳汁，黏稠，颜色发黄或清亮。初乳的营养价值很高，比成熟乳含有更多的蛋白质，含有生长因子和丰富的维生素 A，可保护婴儿防止感染和过敏。初乳有轻微的通便作用，可以帮助清理婴儿肠腔内的粪便，也利于排出胆红素，可以预防新生儿黄疸。综上所述，初乳是宝贵的食材，一定要将初乳喂给宝宝吃。

4. 什么是按需哺乳？

按需哺乳就是按小儿的需要哺乳，不规定次数和时间。乳母觉得奶胀时随时哺乳，且如果婴儿睡觉超过 3 个小时，应叫醒婴儿试喂母乳。

5. 怎样判断乳量是否够宝宝吃？

乳汁充足的标志：①喂奶时能明显听到宝宝的吞咽声，宝宝吸吮时有下奶的感觉；②每天喂奶前乳房丰满，喂奶之后乳房柔软；③宝宝 24 小时换 6 次以上尿布，纸尿裤有明显的尿液痕迹，每日有多次软便，或 1 次多量的软便；④两次喂奶之间宝宝状态良好，很安静。

6. 怎样才能保证充足的乳汁？

产后为保证充足的奶水，首先要做到早接触、早吸吮、早喂奶。早接触、早吸吮指的是新生儿出生后立即放在妈妈的胸前进行皮肤接触，同时让婴儿尽可能频繁吸吮乳头。早吸吮可促进催产素和催乳素的分泌，从而促进初乳的分泌。再者要做到母婴同室和按需哺乳。母婴同室是指母婴 24 小时在一起，每天分开的时间不超过 1 个小时。只有母婴同室才能保证按需哺乳，从而促进乳汁的良好分泌。产后 1 周至产后 2 个月内，泌乳的关键是靠婴儿吸吮刺激，产后 3 个月后的泌乳则是依靠婴儿规律地吸吮和乳房的排空。同时，哺乳的妈妈要保证日常平衡的膳食营养，饮食多汤汁，同时保证足够的睡眠，保持心

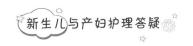

情舒畅。

7. 如何挤出乳汁？

有时候妈妈可能需要挤出一部分乳汁，比如要上班，或出门办事不能及时给孩子喂奶时，可以用手挤出或用吸奶器吸出一部分乳汁，然后把乳汁放到清洁的奶瓶、清洁的塑料容器，或冷藏袋内。母乳在冰箱里冷藏可以放置 72 个小时，冰冻状态可保存 3 个月。

用手挤奶时，从乳房的上部向乳晕处轻轻按摩以刺激乳汁的流动，然后将两个拇指放在乳房上方，其余手指放在乳房下方，两手环抱乳房，有节律地挤压乳房的下部。

如果使用吸奶器吸奶，应将吸奶器的漏斗部紧于乳头上，将吸管柄来回抽动数次，这样就能吸出乳汁了。

8. 喂奶的体位注意事项有哪些？

母乳喂养体位有 4 个要点：①婴儿的头及身体需呈一条直线；②婴儿的脸要对着乳房，鼻子对着乳头；③妈妈抱着宝宝贴近自己的身体；④新生儿时，妈妈不只是托着宝宝的头及肩部，还应托着宝宝的臀部。

9. 采取什么样的姿势喂奶不会让妈妈感到累？

母乳喂养的方式主要有 3 种：环抱式喂养法、横跨环抱式（即乳母用乳房对侧的胳膊抱孩子）喂养法、侧躺式喂养法。第一种方式适宜双胎、含接有困难等情况，具体操作方法为乳母将孩子放在胳膊上，需要一个枕头托住孩子的身体，婴儿的头枕在乳母的手上；第二种方式适用于非常小的孩子、病儿，或伤残儿（参见 P54 第 1 问）；第三种方式适宜剖宫产分娩后第一天时使用，具体方法为乳母采取侧卧位，头枕在枕头的边缘，孩子的头不要枕在乳母的手臂上，乳母的手臂要放在孩子头部上方，孩子要卧位，乳母不要用手按住婴儿的头部，让婴儿的头部可以自由活动，避免乳房堵住婴儿的鼻子引起呼吸不畅。总之，可以根据自己和宝宝的情况选择适合自己的喂奶方式，哺乳过程中母婴双方均感到舒适、轻松、愉快为宜。

10. **产妇哺乳时新生儿正确的吃奶方式有哪些？**

喂奶时要帮助新生儿正确地含接乳头，否则会引起乳头皲裂，进而可能导致喂奶困难，甚至失败。正确的含接姿势是：乳母托起乳房，用乳头刺激婴儿的口周围，使婴儿建立觅食反射；当婴儿的口张到足够大时，将乳头及大部分乳晕送入婴儿口中，婴儿的下颌贴在乳房上，婴儿下唇向外翻，婴儿嘴上方的乳晕比下方多。通常婴儿先快吸两口启动射乳反射，当乳汁流出并充满婴儿的口腔时，即开始慢而深的吸吮，然后停顿一会儿，再开始几次较快的吸吮，此时可以看到婴儿下咽的动作或听到婴儿明显的吞咽声。

11. **乳母患有慢性疾病等情况时的哺乳注意事项有哪些？**

（1）乳母患慢性疾病，如活动性肺结核、严重心脏病、糖尿病、癌症、严重精神病等，需长期应用抗癌药、抗精神病药、抗癫痫药、类固醇、磺胺类等药物时均应断母乳。

（2）乳母如患乙肝，或为乙肝病毒携带者时，可以哺乳，但这类婴儿应在出生后24小时内注射特异性高效乙肝免疫球蛋白，继之接种乙肝疫苗，免疫程序为0、1、6个月各注射一针。

（3）乳母患艾滋病时，禁忌喂养母乳。

（4）新生儿患有半乳糖血症等一些遗传代谢病时，禁忌喂养母乳。

（5）有下列情况时不宜早吸吮：入高危新生儿室者；产母曾经高危抢救；早产儿吞咽反射弱或无吞咽反射者；出生后有呕吐现象的婴儿；吸吮、吞咽不协调的婴儿；食道闭锁、肠闭锁等消化道畸形需禁食的婴儿。

（6）不宜哺乳的乳母要进行手挤乳汁，或使用合适的吸奶器帮助泵出乳汁。

二　产妇营养与饮食

12. 怎样判断乳母营养摄入量是否充足？

哺乳期妈妈在产后除保证自己身体的康复之外，还要保证有充足的乳汁，以便满足婴儿的喂养需求。哺乳期妈妈对营养的需求比一般人的要高，衡量哺乳期妈妈每天营养摄入量是否充足的主要依据是乳量及产妇体重。如果每次哺乳后婴儿可以安静入睡3~4小时，而且生长发育良好，这表示乳汁的质和量均充足，提示乳母营养摄入量充足。从产妇体重观察，如较前消瘦，表示营养摄入量不足；同理，如果哺乳期妈妈储存的脂肪不减或更加发胖，这表示营养摄入充足，但要注意营养摄入也不可过量（表1）。

表 1 哺乳期妈妈每日摄入的营养需要量表

类　　别	正常妇女摄入量	哺乳妇女摄入量
热量	2400 kal/d	3000~3200 kal/d
蛋白质	1.0 g/（kg·d）	1.5~2.0 g/（kg·d）
脂肪	80 g/d	100 g/d
钙	1000 mg/d	1500 mg/d
铁	12 mg/d	28 mg/d
维生素 B_1	1.5 mg/d	2.1 mg/d
维生素 B_2	2.0 mg/d	2.1 mg/d
维生素 C	75 mg/d	100~150 mg/d
维生素 A	5000 IU/d	8000 IU/d
维生素 D	200~300 IU/d	400~800 IU/d

13. 月子期间产妇的饮食有什么要求？

科学的月子饮食可以帮助产妇尽快恢复身体正常的生理功能，供给宝宝充足的奶水。因此，应注意一些基本要求，了解一些基本原则。

（1）少食多餐：产后消化功能减弱，每日可供5~6餐，这样既可保证营养摄入，又能减轻胃肠负担。

（2）稀稠适宜：产后身体出汗多，且加之乳汁的分泌，这些都需要有足够的水分支持，所以月子餐要稀稠比例合适。

（3）荤素搭配：如果没有忌口，食物的品种越多样、越丰富，得到的营养才会越均衡、越全面。

（4）新鲜可口：选择新鲜食材和果蔬，烹调时清淡不油腻，细软可口、咸淡适宜，这样不仅可以增进产妇食欲，而且易于其消化吸收。

14. 月子期间饮食禁忌有哪些？

产后一个月内，部分食物和饮食习惯不利于产妇产后身体恢复，需特别注意：

（1）不宜进食生、冷、硬、不新鲜的食物；

（2）切忌盲目食用补药和补品；

（3）不要吃过多的易产气、不宜消化的食物，剖宫产术后者尤其需要注意；

（4）不食用辛辣、刺激、太过油腻的食物。

三　产妇月子里的特殊照护

15. 感到乳房肿胀怎么办？

产后数天，哺乳妈妈的乳房有时会又热又肿又硬，同时有奶水往下滴，这是正常的充盈，此时要让新生儿常吃奶，最好能及时将乳汁吸吮空，如此乳房的重、肿、硬状况会有所减轻。婴儿出生后按需哺乳是预防哺乳妈妈乳房肿胀的关键。如果发生乳房肿胀，原则上是不让乳房"休息"。如果婴儿能够吸吮，就频繁地喂奶，家长尽可能帮助婴儿采取正确的含接姿势；如果婴儿不能吸吮，则应用手或吸奶器将乳汁挤出。喂奶前刺激射乳反射，热敷或热水淋浴，按摩颈部和背部，轻轻按摩乳房，刺激乳头皮肤，这些方法均可帮助哺乳妈妈放松，而且对缓解乳房肿胀也是有帮助的。

如果乳汁很多，客观原因不能正常哺乳，或者新生儿含接姿势不对、限制喂奶时间等不能经常排空乳房时，一般就会造成乳房肿胀。如果肿胀时间较长，乳房看上去发亮、皮肤发红、水肿，哺乳妈妈觉得乳房肿痛、发热、乳汁流出不畅时，一般会引起发热，但在采取措施排空乳房后，通常 24 小时左右发热会自行消退。

16. 患乳腺炎时怎么办？

乳母患乳腺炎时，应及时到乳腺外科接受专科医生的治疗，采取排空乳房、休息、镇痛等对症支持措施，必要时用抗生素治疗。

17 乳头皲裂怎么办？

在刚开始喂奶时，新手妈妈可能因为缺乏经验，会使婴儿吃奶的含接姿势不对，婴儿在吸吮时多会牵拉乳头，用嘴摩擦乳房的皮肤，由此可能导致乳母感觉乳头疼痛，同时会引起乳头基底部有皲裂或裂口。发生这种情况时，乳母应调整并采用正确的喂奶体位，使婴儿能够正确地含接乳头。在清洁乳房时，应避免使用肥皂、酒精等刺激性物品清洁乳头，每次喂奶之后，挤出几滴乳汁涂在乳头和乳晕处可促进裂口愈合。皲裂严重时可以使用乳头保护罩哺乳，或用吸奶器将乳汁吸出灌入奶瓶后喂奶给婴儿，应注意避免因乳头皲裂而影响乳汁分泌。

18. 产后恶露要排多长时间？

胎盘娩出之后，子宫蜕膜脱落，会有血液及坏死蜕膜等组织经阴道排出，即恶露。血性恶露颜色鲜红，出现在产后最初 3~4 天，其内含有蜕膜碎片、上皮细胞、红细胞，偶尔含有胎脂、胎毛及胎粪（如果血性恶露时间过长，则说明子宫恢复不良）。随后为浆液性恶露，颜色淡红，出现在产后第 3~10 天，其内含有蜕膜碎片、红细胞、白细胞、细菌、子宫黏液。之后，逐渐变为白色恶露，其颜色为淡乳黄色，出现在产后第 10 天之后，持续 3~4 周后干净，其内含有红细胞、细菌、蜕膜组织、上皮细胞、脂肪、宫颈黏液和胆固醇。正常恶露有血腥味，无臭味，共持续 4~6 周，总量为 250~500ml。如果子宫恢复不良，恶露量增多，血性恶露时间延长，合并感染恶露有臭味等情况时，应及时就医治疗。

19. 缓解会阴部不适的方法有哪些？

会阴部不适时，多喝水稀释尿液，可以有效减少尿液对会阴的刺激，能减轻会阴部烧灼感。外阴肿胀的产妇可用热敷，会阴有伤口的产妇卧位时应采用健侧卧位，注意防止恶露污染伤口。会阴不适的产妇上厕所时应采用蹲式，使尿液不能流至会阴部以减少刺激。准备一壶温开水，当排完尿时，用水冲洗会阴部，及时清除残余尿液的刺激。

20. 产后排尿困难怎么办？

在分娩过程中，膀胱受挤压致黏膜水肿、充血，膀胱肌张力下降，对膀胱内压的敏感性下降，加之会阴伤口疼痛，不习惯卧床小便等原因，容易发生尿潴留，因此产后要尽早自解小便。产后 2~4 小时即应排尿，以后每隔 3~4 小时小便 1 次，切忌憋尿。妊娠期体内潴留的多量水分要经肾排出，故产后 1 周尿量较平常会增多。

如果产后排尿困难时，可以采用如下方法：用温开水轻轻冲洗尿道外口周围诱导排尿；在下腹正中放置热水袋，按摩下腹部，刺激膀胱收缩；指压按摩关元、气海、三阴交、阳陵泉等穴位会有一定帮助；听流水声，利用条件反射缓和排尿抑制，便于产妇产生尿意进而排出尿液；在医生指导下使用药物，甚至采用导尿的方法来解决排尿困难问题。

21. 如何防止产后便秘？

妊娠期胃肠肌张力减弱，肠蠕动频率减少，产后约需 2 周时间才能恢复正常的胃肠动力。加之产褥期卧床时间比较长，大多数产妇缺乏运动，腹肌及盆底肌松弛，故产妇容易发生便秘。

为避免出现产后便秘情况，应该多吃水果、蔬菜等高纤维食品，早日下床适量活动，按摩腹部以促进肠蠕动。如果发生便秘，可用缓泻剂或开塞露通便。

22. 如何预防产后发热？

产妇在生产时体力消耗大，故产后抵抗力也会下降，如果不注意照护，容易发生感染和发热。产褥热，是产后致病菌侵入生殖器官引起的疾病，医学上称为产褥感染，通常发生在产后 24 小时到产后 10 天。另外，感冒、乳腺局部炎症、尿路感染、产褥中暑等也可能引起发热。如果出现发热，勿滥用退热剂，应及时就医查明原因，给予对症治疗。

避免出现产后发热的预防护理尤为重要，需注意以下几点。

（1）充分休息：产后应保证充足的睡眠，避免劳累；室温适宜、环境安静、空气流畅，但需注意避免对流直吹风。

（2）充足水分：可少量多次饮水以补充足够的水分，这样可以补充体液、促进代谢，同时会促进排出体内的毒素，可有效防止虚脱等。

（3）适度营养：增加蛋白质和维生素含量高的食物的摄入量，注意逐渐调节改善身体状况；饮食要清淡易消化，避免进食辛辣、油腻食物。

（4）清洁卫生：保持全身及外阴清洁，产后排出恶露要勤换卫生垫和内裤，便后冲洗外阴；发热大量出汗后需及时用柔软的干毛巾吸干汗水。

（5）伤口干燥：保持产后伤口干燥，避免感染，特别是剖宫产的产妇，在伤口没愈合前可以进行擦浴，在伤口愈合后（产后 1 周以后）才可以进行淋浴。

（6）排空乳房：按需哺乳及时排空乳房，在特殊情况下不能正常排空时，应用手挤或使用吸奶器将乳汁挤出，避免乳房肿胀。

23. 产后月经一般什么时候复潮?

月经复潮及排卵时间受哺乳影响。不哺乳的产妇通常在产后6~10周月经复潮,在产后10周左右恢复排卵。哺乳产妇的月经复潮延迟,个体情况因人而异,有些产妇在哺乳期间月经一直不来潮。哺乳妇女在产后4~6个月恢复排卵,需注意的是,产后月经复潮较晚的产妇在首次月经复潮前多有排卵,所以哺乳妇女虽然月经未复潮却有受孕的可能,因此仍然要做好避孕措施。

24. 哺乳期间生病了用药注意事项有哪些?

母乳喂养的过程中,乳母患病需要治疗时总担心用药会对宝宝产生不良影响,因此易陷入心理矛盾中。哺乳的妈妈生病了一定要及时治疗,这样才能保证自己的身体健康,才能更好地照顾好宝宝,但是哺乳期间乳母用药时需慎重,应遵医嘱服用。哺乳期用药安全等级分为5级: L1、L2、L3、L4和L5,L1代表母乳喂养期间妈妈使用此类药物对宝宝无不良影响,L2表示此类药物乳母使用是比较安全的,L3表示基本安全,L4表示可能存在危险,L5提示禁忌使用。L1~L3级为相对安全的药物等级,在使用时不用刻意停止哺乳,L4~L5级就需要注意了,必须停止哺乳。具体用药需详细咨询专业医生,按医嘱服用。

四　产妇月子里日常护理和产后恢复调理

25. 什么样的环境适宜产妇休养？

产妇的居室应该保持清洁，在避免对流的情况下适当通风，保证空气流通，室内空气新鲜。居室内要保持一定的湿度和温度，室温22℃~24℃为宜，湿度55%~60%为宜。建议每天定时通风1~2次，尤其是在夏天，通风有利于防止中暑的发生。尤其需要注意，产妇在产褥早期出汗较多，故产妇应该避免被风直吹，以防止感冒。

26. 产后个人卫生要注意哪些？

产后搞好个人卫生是预防产褥感染的关键措施。产妇出汗特别多，要注意皮肤的清洁、干燥，要做到勤擦身，勤换衣服和被褥，每天用温开水清洁会阴部2次，会阴有伤口者可用稀释的中药洗剂清洗会阴，同时经常更换月经垫。注意口腔卫生，做到早晚刷牙，每次进食后要漱口。经常梳头可以促进头部血液循环，利于头发的新陈代谢。

27. 月子期间可以洗澡吗？

中国传统医学认为，分娩后产妇身体较弱，气血虚，很容易外感风寒。洗澡时热水冲洗皮肤，汗毛孔开放会使得外感风寒的风险增加，容易产生一些疾病，所以传统理念不主张月子期间洗澡。

坐月子期间产妇因气血虚很容易出汗，身体容易有异味，所以为了保持良好的身体卫生，建议在保证室内温度适宜，室内无明显流动风的情况下，采取淋浴方式洗浴，时间应控制在 15 分钟以内，如有不适感需立即停止。出浴后应立即擦干身体和头发，及时更换内衣，注意休息。

如果身体虚弱、会阴部有伤口或切口、剖宫产术后伤口未愈合时，可以局部擦拭，待身体条件允许时再进行淋浴。

28. 月子期间如何清洗外阴？

分娩后外阴清洁对避免生殖系统感染很重要，如无伤口每天可定时清洗 1~2 次，烧开的水放置适合温度即可，用流动水清洗，先清洗外阴再清洗肛门。如会阴部有伤口，可增加清洗次数，每次便后清洗，必要时可按医生的推荐，使用一定配比的消毒液进行清洗。

29. 产后何时开始下床活动？

产后初期为了尽快恢复体力，同时为了预防下肢静脉血栓的形成对产妇造成危险，产妇应该逐渐开始每日的活动及产后的运动。阴道分娩、生命体征正常的产妇可以依据自己的体力状况，于产后 6~12 小时起床做轻微活动。通常第一次下床可能会发生低血压现象，因此下床前产妇应先坐起来适应一会儿再下床活动，以防止晕倒。产后次日可在室内随意走动，应根据体力安排活动量，注意及时休息。剖宫产的产妇应根据医嘱及时离床活动，以减少静脉血栓形成，促进盆底和腹部肌肉张力的恢复。

产后活动量和活动的次数应逐渐增加，以感到舒适为度，产后不应过早做重体力劳动，以免造成阴道膨出和子宫脱垂。

30. 产后运动的原则和目的是什么？

产后运动有助于产妇身心各系统的恢复，可以防止产后尿失禁、膀胱膨出、直肠膨出等疾病，也可以预防静脉血栓形成从而防止产妇意外发生。

（1）产后运动的原则：由简单运动开始，运动量由小到大逐渐增加，循序渐进。运动次数和每次持续时间应根据产妇的具体情况决定，量力而行。正常分娩的产妇产后次日即可开始锻炼，每天锻炼两次为宜，活动量可日增。

（2）产后运动的目的：

·增强腹肌张力，恢复身材，肌肉张力恢复需要 2~3 个月，并且与孕次、运动量、运动种类有关。

·促进子宫恢复。

·促进盆底肌肉收缩和恢复，增加阴道口和尿道口肌肉的张力，使骨盆腔底恢复其支托生殖器和泌尿器官的功能，防止子宫脱垂及盆底功能障碍，防止产后尿失禁、膀胱膨出、直肠膨出等疾病的发生。

·促进血液循环，预防下肢静脉血栓形成及血栓性静脉炎。

·促进肠蠕动，增进食欲，预防便秘。

31. 产后锻炼主要包括哪些运动项目？

产后运动的动作主要是针对盆底肛提肌、腹肌、臀肌和腰肌的锻炼。

（1）深呼吸运动：仰卧平躺，全身放松，用腹部做深呼吸，在呼气时收缩腹部，这样可以起到促进全身血液循环的作用。

（2）胸部运动：仰卧平躺，两手臂向左右两侧伸直平放，接着向上举起双臂直到双手掌碰触后再恢复原状。目的是增加胸肌力量，避免乳房下垂。

（3）颈部运动：仰卧平躺，四肢伸直，将头部向前屈，使下颌贴近胸部。目的是增加上腹部肌张力。

（4）腿部运动：仰卧平躺，四肢伸直，双手置于身体两侧，将一腿抬高，足尖伸直，膝部保持平直，然后将腿慢慢放下，再换另一侧，交替各5次。目的是促进腹肌收缩和子宫恢复。

（5）臀部运动：仰卧平躺，将一腿抬高，屈膝，使大腿靠近腹部，小腿贴近臀部，然后再伸直放下，再换另一侧，交替各5次。目的是促进腹肌收缩和子宫恢复。

（6）产道收缩运动：仰卧平躺，双腿分开，双足着地，抬高臀部，并使膝部呈直角，身体用足跟和肩部支撑，接着再使双膝靠拢，紧缩臀部肌肉。目的是促进阴道收缩。

（7）子宫恢复运动：身体俯卧，双膝分开与肩同宽，腰部伸直，脚部与地面成直角。目的是避免子宫后位，缓解腰背酸痛症状。

（8）腹部运动：仰卧起坐。目的是收缩腹肌。

产后可以按照上述运动方式循序渐进地锻炼，以促进身体早日恢复。锻炼的强度和持续的时间因人而异，要根据体力情况适度调整，以舒适为宜。

32. 产后运动注意事项有哪些？

（1）运动前要做热身运动，保持室内空气流通，穿宽松衣服，排空膀胱，选择在硬板床上运动。

（2）选择状态比较好的时候运动。

（3）从简单、轻松的动作开始，循序渐进，避免过于劳累。

（4）持之以恒，肌肉张力恢复一般需要 2~3 个月时间。

（5）运动以舒适为度，若有出血和不适时应立即停止运动。

（6）剖宫产术后的产妇等伤口愈合之后再逐渐开始运动锻炼。

五 产妇情绪调节和家庭关系处理

33. 哪些因素容易影响新手妈妈的情绪？

对于新生儿的到来，有些新手妈妈对新角色没有完全适应，会出现一些情绪上的变化，如情绪易波动、发怒、担忧、焦虑，甚至情绪低落产生抑郁症等。造成情绪变化的原因有生理因素、心理因素和社会环境因素。

生理因素：产后体内激素水平会发生显著变化，生产中的疼痛，产后的哺乳和睡眠不足，过分担心身材变形等。

心理因素：角色变化，担忧对孩子的照料和抚养能力不足，有些分娩不顺利者还会担心孩子以后的健康问题等，这些都会给产妇造成一定的心理压力。

社会环境因素：家庭关系不和谐、不融洽，产妇缺少家庭成员的关心关爱，对婴儿性别不如所愿，家庭经济压力等。

34. 如何帮助新手妈妈调理好情绪？

（1）生理上的照护：帮助产妇做好生活护理和保持良好的个人卫生，尽快改善产后带来的不适；提供足够的营养以满足产妇身体修复的生理需要和母乳喂养泌乳的需求；产妇身体虚弱，特别在夜间哺乳时影响休息，易造成疲劳和睡眠不足，需要家人或育婴师帮助产妇夜间哺乳、奶粉配制、更换宝宝尿布或纸尿裤等；协助产后运动促进产妇身体早日康复。

（2）心理上的安慰：帮助适应角色转化，促进产妇自我调适，如协助提供建立母子感情的机会，帮助产妇让其感受照护新生儿的快乐，并及时分担照顾新生儿的工作以避免产妇劳累；分享育儿经验，减少心理负担；多与其聊天，倾听诉求和心中的疑虑，增加新手妈妈哺育健康宝宝的信心。

（3）营造良好的家庭氛围：家庭成员的包容、体谅会使产妇保持情绪稳定和心情愉悦。

（4）出现严重抑郁症倾向时需要及时就医。

35. 如何处理好新生儿与长子的关系？

随着生育政策的改革，大多数家庭的二孩、三孩已出生，自然而然家长会把很多注意力放在新生儿身上，对于其哥哥或姐姐来说可能会产生新生儿分享父母对自己关爱的想法，特别是学龄前的孩子容易出现这种问题。建议已有孩子的家长在孕育新生儿前，要注意培养孩子关爱分享的意识，并贯穿在日常生活中。新生儿出生后要让其哥哥或姐姐参与照顾新生儿的过程中，并从中获得快乐。不主张为了集中精力养育新生儿，把哥哥或姐姐暂寄养在其他地方的做法，这样极其容易让孩子有被抛弃感，不利于亲子关系的建立和孩子情感的发育。

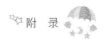

附录　儿童免疫规划疫苗接种时间表（2021 年版）*

疫苗	年（月）龄													
	出生时	1月	2月	3月	4月	5月	6月~	8月~	12月~	18月~	2岁	3岁	4岁	5岁	6岁
乙肝疫苗	1	2					3								
卡介苗	1														
脊灰减毒活疫苗			1	2	3								4		
百白破疫苗				1	2	3				4					
白破疫苗															1
麻风疫苗								1							
麻腮风疫苗										1					
乙脑减毒活疫苗								1			2				
A 群流脑多糖疫苗[1]							1、2								
A+C 群流脑多糖疫苗												1			2
甲肝减毒活疫苗										1					
乙脑灭活疫苗[2]								1、2			3				4
甲肝灭活疫苗[3]										1	2				

　注：（1）A 群流脑多糖疫苗：第 1、2 剂间隔大于或等于 3 个月。

　　　（2）乙脑灭活疫苗：第 1、2 剂间隔 7～10 天。

　　　（3）甲肝灭活疫苗：18 月龄接种第 1 剂，24～30 月龄接种第 2 剂。

* 本表引自中国疾病预防控制中心妇幼保健中心官网。